過食症の成り立ちの理解と
克服プログラム

Overcoming Binge Eating : the proven program to learn
why you binge and how you can stop—Second edition.
Christopher G. Fairburn

クリストファー G. フェアバーン

永田利彦◎監訳

藤本麻起子・江城 望◎訳

過食は治る

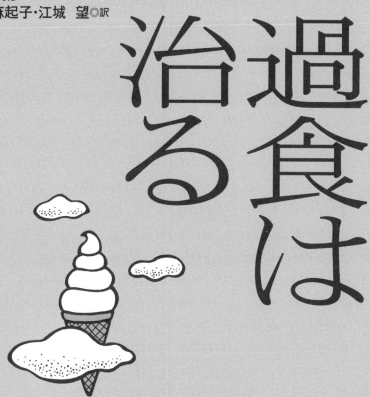

金剛出版

Fairburn, Christopher G.
Overcoming binge eating : the proven program to learn why you binge and how you can
stop/Christopher G. Fairburn.–Second edition.

Japanese translation rights arranged with The Guilford Press,
A Division of Guilford Publications, Inc.
through Japan UNI Agency, Inc., Tokyo

謝　辞

　本書『過食は治る』は，過食をする人たちの手を借りて書かれた，過食を
する人たちのための本です。ですからこの本の初校にコメントをくださり，
自助プログラムを試していただいた過食の患者さんやボランティアの人たち
に，まず感謝したいと思います。彼女たちの貢献は計りしれません。そして
この本が，今出ている書籍の先駆けとなるよう援助してくれた友達や同僚た
ちにも感謝したいと思います。ケリー・ブロウネル，ジャッキー・カーター，
ザフラ・クーパー，フィリッパ・ハイ，ローラ・ヒル，マーシャ・マーカス，
マリアン・オコナー，そしてテリー・ウィルソンには特にお世話になりました。

　新版『過食は治る』はエマ・クリフトン，サラ・スクエア，そしてスザン
ヌ・ストラーブラーのアイディアによります。この3人には多大なる感謝を
表したいと思います。またナタリー・バーンズ，マラ・キャットリング，サ
ラ・コリンズの綿密な校正に，とても感謝しています。

　最後に，ウェルカムトラスト財団にお礼を述べたいと思います。この類ま
れな財団は1984年より私の研究に資金を提供してくださっています。財団
の援助なしではこの自助プログラムも，そして自助プログラムをベースとし
た治療も決して進展しなかったでしょう。

目　次

イントロダクション

この本とこの本の使い方について

　食事のコントロールに困っているあなた，そんなあなたのためにこの本はあります――。年齢，性別，体重は不問です。『過食は治る』は過食の問題の全貌と克服の仕方を，読みやすくて信頼できるように書いてあります。第Ⅰ部には最新の知見が載っており，第Ⅱ部には最も効果的で有効な最新の治療法が書かれています。著しい体重低下でない限り（p.126 を参照），この"強化された"プログラムは過食症で困っている人なら誰でも使うことができます。

　『過食は治る』の初版は 1995 年に出版されました。それから第Ⅰ部は過食の問題について信頼できる情報を提供しています。そして，第Ⅱ部にある治療プログラムは数多くの臨床研究で有効性が証明されたおそらくはあらゆる問題に対応できる，最も信頼できる自助プログラムとなっています。自分で使った場合でも，ほかの人の援助を受けて使った場合でも，この自助プログラムが強力な援助資源となることが，幾度となく証明されています。その結果，このプログラムは過食症の先駆的な治療法となりました。このことが認められ，『過食は治る』はアメリカの認知行動療法学会より効果的な治療と認定されましたし，イギリスでは国民保健サービスの医師が医療としてこのプログラムを処方することもできます。

　しかしときが経つにつれ，新たな知見が蓄積されてきており，現実に蓄積された知見を加えることで，治療は進化します。その結果，『過食は治る』も本質的に生まれかわりました。過食症について知っておくべき包括的で最新の情報を確実に提供できるように，第Ⅰ部を大幅に改訂しました。拒食症とされてきたものも含め，すべてのタイプの過食症に対応できるものとなっています。またダイエット，体重，ボディイメージについての情報もたくさ

ん入れました。

　治療が進歩したこと，信頼できる実証された治療がさらに"強化"されたことを踏まえて，第Ⅱ部を大幅に修正しました。CBT-E[注]は摂食障害を新しい見方で概念化し，食のコントロールを取り戻すよりよい方法を提示し，体重や体型への考え方に洗練されたアプローチを行い，再発防止に力を入れています。これらの新たな発展を自助プログラムとして，組み立てていますので，必然的に『過食は治る』プログラムも，CBT-Eの自助バージョンとなっています。

　もし過食症に悩んでいるのでしたら，真っ先に第Ⅱ部を読みたいと思うかもしれません。しかしそれは間違いです。まず第Ⅰ部（少なくとも第1，4，5章）を読む必要があります。これらの章を読めば，自分の問題や，なぜあなたが問題を長続きさせてしまうのかがよく理解できます。自助プログラムを成功させるには，これらの理解が不可欠なのです。一方で，自分が過食症を持っているかどうかわからないという人もいるでしょう。そのような人には自分の問題をはっきりさせるために，第Ⅰ部のまったく同じ重要な章（第1，4，5章）を読むことを勧めます。これらの章を読み終えたら，第Ⅱ部の最初（p.121）に進んでください。ここでは変わることの損得について考えます。

注）CBT-E　enhanced cognitive behavior therapy 強化版（摂食障害用）認知行動療法

第Ⅰ部
過食という困難
──その真実──

第1章

過食

　食べもののことを少しでも考えてしまうと，ダイエットをしている自分自身はどこかに行ってしまいます。あっという間に，食べたいという欲望に代わってしまいます。なんといっても食べると，安らぎ，慰められますし，とってもハイになります。そして，止まりません，過食になってしまいます。本当にお腹が破裂しそうになるまで，気が狂わんばかりに食べに食べ続けるのです。そして，強い罪悪感と自分への激しい怒りを感じることになるのです。

　この本は，年齢，性別，体重を問わず，食べもののコントロールを失っているすべての人のためのものです。食べ方のコントロールを失っていること，過食についてです。

　過食（binge）という言葉は，かつてはお酒の飲み過ぎという意味でした。しかし今日，binge は過食の意味で使われることが多くなっています。1回の過食は，普通は何の問題もありません。ちょっとダイエットにしくじったとか，食べることに没頭しただけのことなのです。しかし場合によっては，部分的または完全に食べることのコントロールを失っていることを意味します。これは西洋社会に限らず，多くの人にとって重要な問題なのです。

　実際，過食は間違いなく広がっていますが，多くの人は過食症のことをほとんど知りません。過食する人はいつも大量に食べるのでしょうか？　過食の後にはいつも吐くのでしょうか？　過食は一生，続くのでしょうか，それとも克服できるのでしょうか？　過食はどこかほかに悪いところがあるというサインなのでしょうか？　どんなタイプの人が過食になるのでしょうか？　そしてなぜ過食になるのでしょうか？　自分自身の問題である場合も，世話

をしている人にとっても，本当の過食と単なる食べ過ぎをどうやって見分けるのでしょうか？　そしてこれが最も重要なのですが，どうやったら過食を克服できるのでしょうか？

　過食とは何であるかを完全に理解することなしには，これらの問いに何ら答えられません。そこで過食について理解するのが第 1 章のテーマです。

過食とはどういう意味でしょう？

　binge という言葉の意味は，時代とともに変わってきました。オックスフォード英語辞典によると binge は 19 世紀半ばから，主に「重度の飲酒発作，大酒を飲む」という意味で一般に使われてきました。今でも binge の意味の一つとしてこの定義は残っていますが，今日の辞書では過食を意味すると定義されています。(食に)溺れる(indulgence)という語が使われることもあるようです。たとえばメリアム・ウェブスターズ・カレッジエイト英英辞典第 11 版では binge の意味を，「統制できず，しばしば過度に溺れること」としています。

　この，いわゆる「(食に)溺れる indulgence」というのは，実際，男女に関係なくよく見られる現象です。ときに軽率なことをしてしまうぐらいでは，まったく生活に支障がありません。しかしこの章で取り上げるような女性の方々の場合は，生活のさまざまな面に深刻な影響を与える本当の問題なのです。混乱の核心は，このように食に溺れることと過食の違いを理解し損ねていることなのです。

　過食(binge eating)の意味を明確にする必要性から，過食がどう体験されているかについての研究がされてきました。人によって見方は違いますが，人が binge と思うとき，共通する 2 点の主要な特徴がありました。一つ目は第三者から見るとそうでもなくとも，食べる量が度を越していることです。そしてもう一つが重要なのですが，そのときにコントロール感を失っていることです。

> 過食には二つの特徴があります。食べる量が度を越していることと，そのときにコントロール感を失っていることです。

　専門用語としての binge では，その状況でほかの人が食べる量に比べて，明らかに大量に食べるというもう一つの特徴があります。過食とするにはどれぐらいの量なのかという点には多少議論もありますが，この章の後でも取り上げるように，広く使われている条件です。

過食の特徴

　手あたり次第になんでもつかみ，食べものを口に押し込みます。さらには噛むことさえしません。でもそうすると罪悪感を覚え，胃が痛み始め，体温が上がったかのように感じます。本当に気持ちが悪くなって，ようやく食べるのをやめられます。

　過食についてのみんなの話で多くのことがわかってきます。それで，あなたや，ほかの人のしていることが過食かどうか判断できます。

　気持ち：過食をした最初の瞬間に訪れるのは，快楽です。味と食感を大満喫できるでしょう。でもそのような感覚は決して長続きしません。すぐに莫大な食べものを食べてしまったという嫌悪感にとって代わります。自分のしていることに激しい憎悪を感じるのですが，それでも食べ続けてしまいます。

　食べるスピード：過食中は典型的には猛烈な早さで食べます。ほとんど機械的に口に食べものを詰め込み，ほとんど噛みません。食べものを流し込むために，たくさん飲むこともありますが，こうすると膨満感を覚えることになります。またたくさん飲むことは，後で食べものを吐くのにも役立ちます。

　イライラ：過食中にうろうろしたり歩き回ったりする人もいます。自暴自棄になっていることを表しているのかもしれません。食べることに駆り立てる強力な力があるかのように，食べものへの渇望感を覚えます。「強迫的な食べ方」と言われるゆえんです。食べものを手に入れることが何よりも大事なことになってしまって，ほかの人の食べものを盗ったり，店で万引きした

り，捨ててあるものを食べたりします。このような行動を大抵の人は恥ずかしく，嫌らしく，下品なものだと思います。

　　ボール1杯のシリアルから始まりました。私はそれを本当に素早く食べてしまうと，すぐさま2杯目，3杯目にとりかかりました。コントロールが破たんし，過食にまっしぐらに突き進むと気付いてはいました。私はまだ気が張りつめていて，必死に食べものを探しました。最近はこのために，人が捨てた食べものを探しに大学の周りをうろつき回ります。こんなことは本当に情けないことだとはわかっています。私は食べものをさっさと詰め込んでしまいます。ときには街に出て，店に立ち寄ることもあります。疑われないように，どの店でもほんの少ししか買いません。お金が無くなって止まることもありますが，普通は，これ以上食べられないほどお腹がいっぱいになってやっと止まります。

　意識の変容感：過食中はトランスにあるかのような感じがするとよく聞きます。このトランスのような状態になると，食べているのが自分ではないかのように，自分の行動がまったく無意識的なものであるように思われます。その一方で，次に紹介する人のように，自分が何をしているかを考えようとしないために，テレビを見るとか，騒がしい音楽を聞くとか，何か別のもので気を紛らわすという人もいます。

　　目が覚めたときの気持ちですべては決まるのです。気分が浮かなかったり，誰かに言われたことがひっかかっていたりすると，食べたいという強い衝動を感じます。この衝動がやってくると，かっかとして，やかましい感じになります。頭が真っ白になり，いつのまにか食べものに向かっています。ゆっくり食べてしまうと自分がしていることを考える余裕ができてしまうのが怖いのか，すごいスピードで食べてしまいます。食べながら立ち上がり，歩き回ります。テレビを見ながら，雑誌を読みながら食べることもよくあります。こうすると考えなくて済むからです。考えると，自分がしていることに直面してしまいますから。

秘密主義：過食の特徴として典型的には，秘密裏に行います。過食を恥ずかしく思って，過食を隠すためにはどんなことでもしようとする人もいます。何年も隠し通すこともあります。隠すために，他人と一緒に食事するときには割に普通の量に抑えます。もっともらしい言いわけをすることもあります。過食を隠すためのほかの方法も，おそらくよくご存じでしょう。たとえば普通に食べておいて，こっそり立ち戻って残りものを全部食べてしまうとか，見られる心配がないように食べものを寝室やお風呂場兼トイレに持ち込んで食べてしまうとか。

　　仕事が終わって買いものに行きます。家に着く前にポケットに隠した食べものをこっそり食べ始めます。家に帰ると本格的に食べ始めます。胃が痛くなってもう食べられなくなるまで食べます。こうなってやっとトランス状態から抜けて，自分のしてしまったことについて気がつきます。

コントロールの喪失：前に述べたように，コントロールを失っていると自覚しているのは過食の中核的な特徴二つのうちの一つです。日常で起こる食べ過ぎと過食が異なるのはこの点なのです。しかしこの体験は人によってずいぶん異なります。食べる前から感じている人もいれば，食べ始めてから次第に感じ始める人もいます。また食べ過ぎてしまったと気付いたときに急に感じる人もいるでしょう。

　しかし興味深いことに，何年も過食をしている人はコントロールの喪失感はやがて消えてしまいます。おそらく経験上過食が避けられないものであるとわかり，もはや過食に抵抗しようとしないからだと思います。避けようのない過食は前もって計画しておいて，その考え通りにします。前もって計画しておくと，どこかしこではなく，いつどこで過食をするか，ある程度はコントロールでき，過食のインパクトを最小限にできます。ですから，こういった人はコントロールを失っているとは感じないのです。しかし過食を起こさないようにはできないのですから，コントロールを失っていないというのは正しくありません。それに，一旦食べ始めれば食べることを止められなくなることもよくあります。これは電話がかかってきたり，誰かが部屋にきたり

することで過食が中断された場合でも同じです。過食が妨害され中断されて
も，妨害するものがなくなれば再開するのが普通です。

過食の仕方

　過食の頻度と食べるものは人によってかなり違います。したがって典型的
な過食を定義することは困難です。

頻度と期間

　三つの摂食障害の中でも成人によくある（第2章参照のこと），神経性過
食症やむちゃ食い症の診断には，少なくとも平均週に1回は過食があること
が必要です。この基準は恣意的なもので，時代とともに変わってきています。
過食の頻度が週1回未満の人や，断続的な場合により軽いとみなしています。
しかし実際はそうではないことが多いので，この基準は問題視されてきまし
た。そのため，治療者は診断を付けるときにこの種の基準を無視することが
多いのです。過食を日常的に行っているかどうか，過食によって身体的な健
康や生活の質が損なわれているかどうかを問題とするのです。

　過食頻度の線引きについても，混乱しています。「ここしばらくの間に1回」
は問題ないのでしょうか？　どの程度の頻度なら病気なのでしょう？　過食
の頻度，持続時間，その間隔といった数字と深刻度はどのように決めるので
しょう？　過食がどの程度，生活に影響を与えるかの因子はないのでしょう
か？　実臨床では，過食によってどの程度，身体的な健康や生活の質を損なっ
ているかを考えています。

　過食の持続時間はどうでしょう？　種々の因子が関係しますが，後で嘔吐
するかどうかが大きいです。オックスフォード大学での我々のデータでは，
嘔吐する人は平均1時間ですが，嘔吐しない人では約2倍の長さです。嘔吐
する人は，できるだけ吸収を抑えるためにできるだけ早く過食を終わらせな
いといけないと感じているのでしょう。

過食のときに何を食べるか

　チョコレート，ケーキ，クッキー，ジャム，練乳，シリアル，それにその場で思いついたケーキを焼く前に混ぜた生地といった，普段は「禁止」している食べものを食べてしまいます。簡単に食べられ，調理のいらないものです。普段はそんな太るものは絶対に食べません。過食のときは，これでも十分ではありません。

「過食のときに何を食べますか？」と尋ねると，答えは 2 通りあります。一つ目は食べものの特徴についてで，「甘いもの」「お腹がいっぱいになるもの」などと答えてくれます。二つ目は，その食べものに対する考えで，「禁止食物」「危険食物」とか「太る食べもの」などと答えてくれます。過食で食べるものは，明らかに普段は絶対に摂らないものです。この部分は重要ですので，もう一度，後で触れます。過食の原因を理解する上で最も重要で，過食を克服し，健康で居続けるために欠かすことができません。

> 過食で食べるものは，明らかに普段は絶対に摂らないものです。

　過食のときには炭水化物ばかり摂るので，「炭水化物中毒」だという神話をどこかで聞いたことがあるかもしれません。現実には過食での炭水化物の割合は高くなく，普通の食事と同じ割合です。過食の特徴は炭水化物，脂肪，タンパク質の割合でなく，全体としての量の多さです。過食をしている人からすると，ケーキ，クッキー，チョコレート，アイスクリームといったものを普段過食していると思います。コロンビア大学のティモシー・ウォルシュによると，それらの食物は炭水化物の割合が高いと思われていますが，正確には脂肪の量が多い甘い食べものです。

　面白いことに，炭水化物中毒と思われていたのは 10 年以上前のことです。どんな食物が現在，避けられ，「禁止」されているかが時代によって変わり，過食の内容も変わってきていると思います。炭水化物が「悪い」食物であると思われ特に過食として取り上げられていましたが，今は脂肪が悪いことになっています（第 5 章で流行の食事と脂肪について触れます）。

> 「炭水化物中毒」は信じられ，記憶に刻まれてしまっていますが，それは神話です。

　図 1 は神経性過食症の人のモニタリング記録です。食事制限が過食によって中断されてしまうという，典型的な食事パターンが表されています。

過食の量

　過食のときに食べる量は人によってかなり異なっています。莫大な量を食べる人もあり，ときに，1 回で 15,000 から 20,000 カロリー食べたという報告もあります。しかしこれは一般的ではありません。正確に何を食べたか聞き出し，カロリーを計算すると，一般的に過食量は 1,000 から 2,000 カロリーの間です。過食する人の約 4 分の 1 は 2,000 カロリー以上を過食しますが，これは女性が 1 日に必要とする平均的なカロリーに近い数字です（p.76 の表 6 を参照のこと）。

　実験室内に滞在してもらって，普通に過食し，過食したものを正確に計算した結果も同様なものでした。ほかの研究では，過食症の人の 5 人に 1 人は 5,000 カロリー以上を，10 人に 1 人は 6,000 カロリー以上を過食していました。

　過食の量は多いことが多いですが，それと同じぐらいに平均的や平均以下の量の食物の過食も多いのです。食べている量が少ないので，過食の専門的な定義には当てはまりませんが，自分では過食だと思っています。なぜなら食べる量が度を越していると，自分でコントロールできなくなっていると思っているからです。同僚であるザフラ・クーパーと共に開発した，面接形式で摂食障害の臨床像を評価する摂食障害テスト（Eating Disorder Examination）では，このような過食を「主観的過食」とし，本当に大量に食べている過食を「客観的過食」と区別しています。

　主観的過食は珍しいものではなく，深刻な悩みをもたらします。主観的な過食は神経性やせ症などの摂食障害で，厳格なダイエットに固執しようとする人に特によく見られます（第 2 章の種々の摂食障害で触れます）。

> 主観的過食は珍しいものではなく，深刻な悩みをもたらします。

過食の食費

　食費は毎月最大の出費です。その結果，ここ何年間かの間に，借金はどんど

曜日　*火曜日*　　　　　日時　*6月18日*

時間	食べたもの，飲んだもの	場所	*	嘔吐(V)／下剤(L)	状況，コメント
6:30	ブラックコーヒー 水1杯	寝室			眠れなかった。すごく太っている気がした。
11:45	ブラックコーヒー 水2杯	休憩室			絶対過食したくない！ 空腹を感じ始めたので，水を1杯余分に飲んだ。
2:15	ダイエットコーラ中瓶1本 ドーナツ2分の1	休憩室			あー，どうしていつもドーナツを食べてしまうの？ でも半分だけだからいいか。
3:30	ドーナツ4個	職員用トイレ	*		どうしてこうしちゃうの？ 自分ではどうしようもないけど，誰かに見られたくもない。最悪な気分。太ったと思う。
6:15	ダイエットコーラ中瓶1本 水1杯	台所			今日はもう食べたくない。
9:30	ピタパンとハマス	寝室	*		自分にうんざり。
	シナモンレーズンベーグル3個		*		自制心がまったくない。
	ピーナツバター　スプーン6杯		*		とても孤独。
	オレオクッキー　15枚		*	V	
	アイスクリーム　2分の1ガロン		*		
	ピーナツ　3つかみ分		*	V	これ以上食べないように早く寝よう。
	ダイエットコーラ　大瓶1本				

図1　神経性過食症の人のモニタリング記録

前半，食事制限をしていたのに，突然，過食が起こっていることに注目（＊：アスタリスクは自分で食べすぎたと思ったときの印です。Ｖ／Ｌは，嘔吐したり下剤を使ったことを意味します）。

訳注）ピタパン：小さな丸パン。暖めて切れ込みに具を詰めて食べる
　　　ハマス：ひよこ豆をゆがいてペースト状にしたものに，ゴマのペーストやオリーブオイルなどを混ぜたペースト

ん膨らみました。

　過食にとてもお金がかかることがあり，経済的に困窮する可能性があります。食べものを万引きに頼ってしまう理由が，このためのことがあります。図2に過食の費用を示しています。ミネアポリスのスコット・クロウたちは最近，過食症の人を対象に，過食の金銭的コストを調査しました。その結果，食費の3分の1を過食の食べものが占めていることがわかりました。

過食はすべてまったく同じか？

　過食は人によって大きく異なるだけでなく，同一人物でも，そのときによってかなり異なります。過食のやり方が何通りもあることは普通で，過食によっては専門的な定義（客観的な過食）に該当しないこともあります。一人で次の3通りの過食をすることもあります。

本格的な過食

　とにかく食べまくります。たいていはすごい速さで，全然楽しくありません。最初の一口が済むと，味わう楽しみは罪悪感によって消えていきます。たいていはこっそりと，1か所で過食します。家だと台所，大学だと個室で。身体的にこれ以上食べられない状態になるまで食べます。この過食をすると，——過食中もしくは過食後に——たいてい下剤を飲みます。するとパニックと罪悪感が強まります。すぐにからだがむくみ，感情が鈍くなり，そして後で恐ろしくなってきます。

半分の過食

　これはたいてい夜遅く起こります。一カ所で大急ぎで食べてしまい，楽しみや，激しくパニックにならないことを除けば，全部そろった本格的な過食と同じです。ほとんど自動的に，そしてしばしば同じ状況で起こり，止めることはできます。

ゆるやかな過食

　大学ではなく，たいていは家で起こります。過食が起こりそうだとわかります。

```
        お帰りの際はお忘れもののないように。
      このレシートがなければ返品は一切できません。

      ＊＊＊＊＊＊＊＊本日のお支払い＊＊＊＊＊＊＊＊

          ケロッグ　ポップコーン        3.09 F
          ビジオ　　ピザ                5.99 F
          ナビスコ　オレオ              3.49 F
  通常価格　4.49　割引　1.00
          ブレイヤーズ　アイスクリーム   6.99 F
          ピーターパン　ピーナツバター   2.50 F
  通常価格　3.49　割引　0.99
          トーマス　NY ベーグル         3.49 F
  通常価格　4.49　割引　1.00
          M & M　ピーナツ　8.2 オンス    3.19 B
          BH　ゴーダチーズ              5.99 F
          ダイエットコーラ　1.25 リットル 1.19 B
          デポジット                    0.05 F
          マレー　　クッキー            3.49 F
          税                           0.36

      ＊＊＊残高                       40.42
```

図2　過食の費用:
1 回の過食のために買った食料の費用（US ドル）を示しているスーパーのレシートです

しばらくは過食に抗うのですが，結局降参してしまい，楽しみ始めたりします。悩む必要がなくなり，とても解放された感じです。この過食を，実際とても楽しみます。少なくとも開始当初は。好物なのに普段は禁止していたり，量を少しに制限したりしているものを食べます。食べものを準備する時間も十分にとります。このとき，なんてバカなんだろうとか，（自分がどれだけ貪欲であるかではなく）どれだけ太ってしまうだろうかという考えに襲われ，罪悪感も増すのですが，それでも強迫的に過食を続けます。

摂食障害によって過食は異なります。たとえば，摂食障害の中でも神経性

やせ症では，量は少なく，主観的な過食ですが，しかし客観的な過食と同程度の苦悩や，コントロールの喪失感が伴うのです。そしてかなり肥満の人（多くは「むちゃ食い症」です。第 2 章参照）の過食は，始まりと終わりがわかりにくいため，はっきりとしにくいものです。これらは神経性過食症の人の過食より長時間です。実際，ほぼ 1 日中続くこともあるのです。

過食はどのように始まるか

　ここで，とにかく過食が起こってしまうという事実に戸惑われたかもしれません。がっかりして，恥ずかしいことが，なぜ繰り返し起こるのでしょうか。このことには二つの問題があります。まず何が過食を起こさせているのか，もう一つは何が過食を続けさせているのかです。これらについては第 6 章で取り上げています。しかしもっと重要なのは，1 回，1 回の過食の直接の引き金が何かということです。どのような状況が過食を引き起こすのでしょう？

　過食にはたくさんの引き金があります。初期の古典的な研究によって過食の主な引き金が明らかにされましたが，最近の研究によって過食が起こる状況について，正確な情報が得られています（囲み 1 を見てください）。よくある引き金のいくつかを，次に説明しています。

　食事制限とそれに伴う飢え：過食をする人，特に神経性やせ症や神経性過食症の人は，過食以外では，ほとんど食べないことが多いです。自ら飢えに追い込むと誰でも，望まぬ結果がもたらされます。食事に厳しい制限を課したり，ほとんど食べなかったりすると，食べたいという生理的，心理的な圧力が増大し，一旦食べ始めるとやめることが難しくなってしまうのです。ダムが崩壊するときに似ています。

　「普段の」日なら，過食したいという衝動は，たいてい日中，つまり昼間で食べないでおこうとしている時間帯に起こります。午後になると，どんどんと頭の中を食べもののことが占拠してきます。そして午後 4 時ごろになると，食べ

囲み 1　過食の引き金と過食が起こる状況

オーストラリアのシドニーにある摂食障害外来の 32 人の患者さんから過食の詳細を
お聞きしました。神経性過食症（第 2 章参照）の診断がついている人が大多数でした。
報告された過食の主な引き金は，次の通りでした。

91%　緊張
84%　何かを食べた（何であっても）
78%　一人でいること
78%　ある食べものへの渇望
75%　食べもののことを考えてしまった
72%　（学校や仕事の後）家についた
59%　退屈，寂しさ

むちゃ食い症（第 2 章参照のこと）の女性 33 名に 1 週間手のひらサイズのパソコン
を持ってもらい，定時ごとに，食事と気分について記録してもらいました。その結果，
過食がよく起こるのは一人でいるときで，次のような場所でした。

31%　台所
31%　リビング
10%　車
10%　職場

参照元：Abraham, S. F., & Beumont, P. J. V. (1982). How patients describe bulimia or binge eating. Psychological Medicine, 12, 625-635.
Stein, R. I., Kenardy, J., Wiseman, C. V., Dounchis, J. Z., Arnow, B. A., & Wilfley, D. E. (2007). What is driving the binge in binge eating disorder? International Journal of Eating Disorders, 40, 195-203.

もののことばかりにとうとう完全に支配されてしまい，ほかのことを考える集
中力がなくなってしまいます。そして退勤するなり，お店に向かうのです。

　空腹は決定的です。空腹となると，お腹を満たせるように何かを食べるので
はなく，手にし得る限りのものを食べてしまいます。あらゆる食べものを，嫌
いな食べものでも，欲しくなってしまいます。

ダイエットのルールを破ること：過食をする人の多くは同時にダイエット

もしています。そのダイエットのやり方はかなり特徴的です（第4章で論じます）。たいてい何を，いつ，どのように食べるべきかについての厳格なルールに従っています。こういったルールを破ってしまうことが過食のきっかけとなることがよくあります。

　アルコールを飲むこと：アルコールを飲むと過食の誘惑に負けやすくなってしまいます。これにはちゃんと理由があります。アルコールによって迫り来る欲望へ抵抗できなくなり，ダイエットのルールへの固執を弱めます。たとえば，サラダだけを食べようという計画は，飲んでしまえばあっさりと放棄され，何でも食べてしまうのです。またアルコールは判断力を鈍らせ，ルールを破ったときの傷つきを過小に評価させてしまいます。さらにアルコールは憂うつで落ち込んだ気分にさせ，さらに過食のリスクを高めてしまいます。

　不快な感情：あらゆる種類の不愉快な感情が過食の引き金となり得るのです。憂うつな感情は特に強力な圧力となります。

　疲れているとき，落ち込んでいるとき，とてもうろたえているときに過食は始まります。そのとき，気持ちが張り詰め，パニックになり，虚ろな感じになります。食べたいという気持ちを封じ込めようとしますが，食べたい気持ちはどんどん強くなっていくばかりです。これらの気持ちを和らげる唯一の方法が過食なのです。過食は感情を麻痺させてくれます。過食は私を動揺させるあらゆるものを抹消してくれるのです。問題なのは，それらが，やがて罪悪感，自責，疲弊感にとって代わることです。

　ほかにも引き金となる感情にはストレス，緊張，絶望，孤独感，退屈，いらだち，怒り，不安があります。

　することがないとき：することがないと過食してしまう人もいます。だから決まった活動があることが守りになるのです。することがないと退屈になります。退屈さは過食の引き金となりがちな感情の一つなのです。

　一人でいること：すでに述べたように，過食は大体秘密裏に行われます。だから一人でいると過食のリスクが高まります。過食に対する社会的な制約がまったくないからです。孤独であれば，いっそう過食のリスクは高まります。

　太っていると感じること：多くの女性が，自分は太っていると感じると述べています。これは男性には普通見られません。しかし食べることに問題を持っている人の方が，"感じる"強さが強く，頻度も多いのです（太っていると感じることについては，第4章で詳しく論じます）。こういった人たちにとっては，実際の体型や体重がどのようなものであれ，太っていると感じることイコール実際に太っている，なのです。そして太っていると感じることが過食の引き金となってしまいます。

　体重が増えること：体重に関心がある人はたいてい，ちょっとでも体重が増えるとひどく反応します。たった1ポンド（0.5キロ）でも増えれば，否定的な反応をしますし，過食する傾向のある人では，食べることをコントロールするのをあきらめ，結果，過食となってしまいます。この反応は誤解に基づいています。体重は1日の内であるいは日によって変動し，短期間での変化は脂肪でなく水分量によります（第5章で体重と体重の変動について論じます。そしてp.71では体重計の数値の解釈の仕方についてアドバイスします）。

　月経前の緊張：人によっては，月経の何日か前は，食事をコントロールすることが特に困難となります。これは太りすぎだと感じたり，月経前に体重が増加したり，抑うつとか苛立ちといった負の感情に対する反応なのかもしれません。

過食の終わり方

　過食の後，私は怯えと怒りを感じます。恐怖が感情の大部分を占めています。増えるであろう体重にぞっとします。また過食を許してしまった自分への怒りも感じます。過食することで自分が大嫌いになります。

　過食の後でいちばん嫌なのが，過食による影響が落ちついてくるのを待つときです。無力だと，何もできないと感じるのがたまりません。ときには，文字通り胃袋を切り開いて，入っているカスを吐き出してしまいたいと思い，嫌悪感がものすごくなります。吐き出せなかったときには，下剤しかありません。

　普通の食べ過ぎなら，たいていはそれを無節制な（悪いことだけれど，楽しい）ものとして受け入れたり，いくらか罪悪感を覚えたり（正確には後悔ですが）するだけです。食べる量を減らしたり，ときには運動をしたりして，取り返そうとするかもしれませんが，自己批判や取り返そうする行動は長く続きません。

　過食の後の影響はまったく異なります。過食をすると，即座に，一時的にですが，肯定的な感覚を覚えます。たとえば，過食の前にあった心理的，身体的な喪失感から救われたように感じます。過食の引き金となった抑うつや不安も消えてしまいます。しかしこういった肯定的な感情はすぐに恥ずかしさ，嫌悪感，罪悪感にとって代わるのです。自己批判が始まり，もう食事をコントロールできないという絶望感を覚えます。体重が増えるという恐怖による不安もよくあります。これらの否定的な感情は過食による身体的な影響，特によくある眠気や膨張感によって増幅します。体重が増える恐怖がとても強いので，極端な方法で取り返そうとする方に駆り立てられてしまうこともあります。しかし皮肉なことに，極端に取り返そうとする方法によってさらに次の過食エピソードが促されてしまうのです（詳しくは第4章で論じます）。

第2章
問題のある摂食と摂食障害

　ほとんどの人は神経性過食症や，「ダイエット病」である神経性やせ症のことをご存知でしょう。これらの障害が一般の注目を浴びた結果，不幸にも，その意味が矮小化されてしまいました。たとえば「やせ症」という言葉の意味は，単に体重が低いことに。本章では，これらの言葉の本当の意味を明確にし，過食という問題をどう分類するかを説明します。

問題のある摂食　対　摂食障害

　過食をしても，そのうちの大半は「摂食障害」ではありません。過食がときどきで頻繁ではなく，体が蝕まれることなく，生活の質は損なわれていないからです。しかし，もし彼女らがその過食を「問題」と思うならば，それはその名の通り「問題のある摂食」になります。一方で，過食によってからだの健康や生活の質が損なわれてしまう人々も数多くいます。そのような人々は摂食障害に罹っているとみなされます。

> 過食をしても，そのうちの大半は「摂食障害」ではありません。

　成人および10代の若者では，三つの摂食障害に区別されています。

- 神経性過食症
- 神経性やせ症
- むちゃ食い症

　これではすべてではありません。治療中の症例や一般人口を対象とした研究では，三つのカテゴリーから外れる摂食障害の人も珍しくはありません。そのような人々は「非定型の摂食障害」とみなされます。

神経性過食症

　神経性過食症は，もともと北米では「ブリミア bulimia」として知られていましたが，たった30年ほどの間に注目されるようになりました。囲みの2に，この「新しい」摂食障害の歴史の重要な節目となる出来事をリストアップしています。

　原則的には，神経性過食症と診断するには三つの特徴に当てはまり，四つ目の特徴に当てはまらないことが必要で，それは以下の通りです。

1.　頻繁な客観的過食。つまり，そのエピソードにおいて，状況に応じた量より多い食物を摂取し，そのときにコントロール感を失っていることが繰り返されていることです。この定義によって，すべての神経性過食症は過食を行っていることになります。

2.　一つ以上の極端な体重コントロール手段を行っていることです。それには自己誘発性嘔吐，下剤や利尿剤の誤用，過度なエクササイズ，極端なダイエット，絶食などが含まれます。

3.　自分の体型や体重，または両方の重要性を「過剰に評価」します。つまり，神経性過食症の人は，体型や体重をコントロールする能力の点に重きを置いて，またはそのことだけで自分を評価します（この特徴について第4章，p.60に詳しく述べます）。体型や体重への関心は，単に太っていると感じたり，容姿のことで不幸せに思うという程度をはるかに超えています。

4.　（端的に言えば）現在，神経性やせ症ではないことです。ですから，低体重の場合は別の診断となります。実際に，神経性過食症の三つの定義上の特徴を持っている人の体重は，正常範囲内であることが大半です。図3に神経性過食症，神経性やせ症，むちゃ食い症の体重の分布を示しています。

囲み 2　神経性過食症の小史

1976 年　アメリカの大学生における「ブリマレキシア」の報告（第 3 章参照）

1979 年　ジェラルド・ラッセル教授の高名な論文「神経性過食症，神経性やせ症の悪性な亜型」が公表。この論文で**神経性過食症**という言葉が提唱された。

1980 年　「ブリミア（過食症）」という症候群がアメリカ精神医学会の診断マニュアルに追加された。

1980-1982 年　イギリス，北米での研究で，神経性過食症がありふれているらしいことが示された（第 3 章をご覧ください）。

1981-1982 年　神経性過食症に対する認知行動療法と抗うつ薬治療という 2 種類の有望な治療法が報告された（第 8 章をご覧ください）。

1987 年　アメリカ精神医学会がラッセルの提唱した概念に従って「ブリミア」を**神経性過食症**と再定義し，名称も変更された。

2013 年　アメリカ精神医学会の診断基準が，過食が週に 1 回の場合も含めるよう広げられた。それ以前は，週に 2 回であった。

　第 3 章で説明されているように，神経性過食症のほとんどは女性に限られており，その大半は 20 代です。男性の割合は，不確定ですが，10 分の 1 よりも少ないようです。

　通常，10 代後半に初めは厳しいダイエットと共に始まり，次に，過食が繰り返されることが多いです。約 4 分の 1 では，初めは極端なダイエットのため神経性やせ症を発症し，その後，神経性過食症に移行していきます。
　神経性過食症の食事習慣は無秩序状態です。客観的な過食が必ずあり，それは極端に食事を制限しようする試みの反動です。ですから，過食時以外の食行動は神経性やせ症とほとんど同じです。過食のとき以外はまったく何も食べない人もおり，そうでない大半の人も，厳しくダイエットをしています。また，多くは一度食べたものを取り除いてしまおうと，過食のたびに嘔吐します。同じ目的で，下剤，利尿剤，ダイエットピルを服用し，激しいエクササイズを同様に行います。
　一度，神経性過食症が発症してしまうと，そのまま永続してしまう傾向に

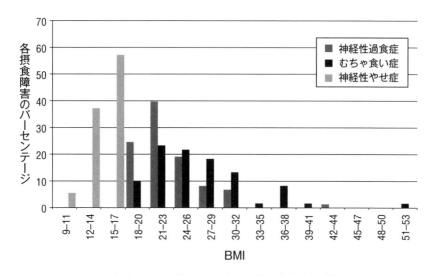

図3　BMI（囲み3をご覧ください）による，神経性過食症，神経性やせ症，
むちゃ食い症の体重分布（p.32をご覧ください）

＊このデータはリカルド・デラ・グレイヴ博士より提供

あります。病状の波はあるものの，自然に消えていくことはほとんどありません。患者さんが助けを求めたとき，まさにその時点では，そのような食行動がすでに5年から10年，あるいはもっと長く続いている場合もあります。

神経性やせ症

　神経性やせ症を耳にしたことのある人はとても多いでしょう。メディアが注目しているから，死に至ることもある病気だから，あるいは患者の健康がよくないように見えるからでしょう。

　神経性やせ症と診断されるには二つの大きな条件が必要です。

1. 明らかに低体重であり，それが自らの努力の結果であること。明らかな低体重とする範囲については議論があり，一定ではありません。数値としては，肥満度指数（BMI）で17.5，18.0，18.5などとするのが一般的

囲み 3　肥満度指数（BMI）

肥満度指数（BMI）は低体重，標準体重，体重超過を見極めるのに便利な方法です。身長に合わせて体重が決まります。具体的には，体重（キログラム）を身長（メートル）の二乗で割ります（つまり，体重／（身長×身長））。BMI は 18 歳から 60 歳までの成人男性，成人女性両方に適用されます。付録 II に BMI の表が載っています。

次に示すのは，低体重，健康的な体重，体重超過，あるいは肥満を分ける BMI の範囲です。これらは見た目の体型ではなく，健康上のリスクに基づいています。

低体重	18.5 以下
健康的な体重	18.5　から　24.9
体重超過	25.0　から　29.9
肥満	30.0 以上

エビデンスでは，アジア系の人々は，白人よりも低めの BMI であっても，健康上のリスクが増大します。そのため，世界健康機構（WHO）はアジア系の人々には体重超過，肥満をより低い数値から考慮しています。

また，BMI には限界があることを忘れてはなりません。18 歳以下の子ども，60 歳以上の大人，筋肉質の人（例　アスリート），身体的な病気を持つ人々には適用できません。

です（囲み 3 で BMI について説明しています）。

2. 神経性過食症と同様に，体型・体重を過度に評価しているという証拠があること。神経性やせ症の人は，低体重になることの心配よりも，体重増加や太ることを恐怖します。現実には低体重であるにもかかわらず，自分では「肥満」だと考えています。そこで，彼女らは「肥満への病的な恐れ」や「体重恐怖症」と言われたり，彼女らのダイエットは「飽くなき痩身の追求」に突き動かされているとされます。

神経性やせ症は主に少女や若い女性に頻発しますが，10 例に約 1 例は男性です。この障害を有する人々は，ほとんど食べないため低体重になりますが，過剰に運動もします。太ると思っている食べものは摂らず，ときに断食もします。約 3 分の 1 は「過食」しますが，そのほとんどは少量で（すなわち主観的な過食），食物の摂取を制限しようとする試みが崩れてしまったと

きに生じます。神経性やせ症の人にとっては，数枚のクッキーを食べるだけ
でも過食なのです。

　私は約1年間拒食状態だったので，適切な量の食事を始めようと試みていま
した。ある日，突然，チョコレートクッキーを食べてしまいました。そのあと急に，
それまで避けていたあらゆる食べものを食べ始めたのです。そのときは，現在
の私の基準でいえば本当の過食ではなかったのですが，その1週間で摂取した
全カロリーよりも多かったのです。もうろうとした状態から抜け出すと，突如
として自分のしたことが恐ろしくなってしまいました。すぐにトイレへ駆け込
み，喉に指を突っ込みました。吐きだして，自分の中から食べたものすべてを
取り除いてしまわないといけなかったのです。

　神経性やせ症治療の有無にかかわらず，完全寛解した人の場合，短期間に
終わっています。上に示したのは，10代の中で最も典型的な事例です。神
経性やせ症に代わり，神経性過食症や，非定型の摂食障害（下記を参照して
ください）に移行していきます。一方，少数の人々は神経性やせ症の状態す
なわち，やせた体型が「膠着状態」となり，そこから抜け出すことがほとん
ど不可能となり，深刻な状態になります。

むちゃ食い症

　言葉通り，過食がむちゃ食い症の一番の特徴です。診断が公式に認められ
たのは最近ですが，元は1950年代後半に，ペンシルベニア大学のアルバート・
スタンカードがひどい過食問題を有する肥満患者を記述したところにさかの
ぼります。しかし，1980年代中盤から後半に，治療を求め受診した肥満患
者の約4分の1は過食を有しているのに，神経性過食症の診断基準を満たす
人はほとんどいない，という証拠が積み上ってくるまでは，無視されてきま
した。同時期に，一般人口での神経性過食症の有病率研究において，過食す
る人の大半が神経性過食症ではないことが明らかになりました。この知見か
ら，過食が繰り返されるけれども，極端な体重コントロールの手段を用いな

いのが特徴とされる，新たな摂食障害が提案されるに至りました。これが現在，むちゃ食い症として名づけられたものです。このような名称ができるまでは，やや軽蔑的に「強迫的に食べるのが止まらない人」と呼ばれてきました。

　むちゃ食い症の人々は客観的な過食を繰り返しますが，神経性過食症の人々が用いるような極端な体重コントロール手段には手を出しません。したがって，嘔吐しませんし，下剤，利尿剤や，ダイエットピルも使いません。過度の運動もせず，極端なダイエットもしません。そうではなく，その摂食行動は過食が折り重なるような食べ過ぎが特徴的です。

　それが図4の食事記録に示されています。したがって，当然ですが，むちゃ食い症の大半は（図3で示されるように）体重超過か，明らかな肥満状態です。

　むちゃ食い症は，神経性やせ症や神経性過食症よりも幅広い人が罹ります。約3分の1は男性で，年齢層は10代から中年まで幅広いです。また，過食に傾く時期に，食べ過ぎを抑制しようとする時期が差し挟まるような，波状な経過をたどります。期間はきわめて長く，数カ月から数年続くこともあります。

　むちゃ食い症の一般人口研究で，この障害の中で治療を求める人々の方が非典型的であることが明らかになりました。一般人口研究で明らかになった，そのような症例は若く，ほとんどは超過体重ではありません。

非定型の摂食障害

　摂食障害の多くは，神経性やせ症や神経性過食症，むちゃ食い症の診断基準を満たしません。この摂食障害には，さまざまな名称がつけられていますが，広く使われているものの一つに，「特定不能の摂食障害」，あるいは「ED-NOS」というものがあります。本書では，単純に，**非定型の摂食障害**とします。

　非定型の摂食障害は，成人および10代に見られ，神経性やせ症，神経性過食症，むちゃ食い症の操作的定義に合致しません。また，この診断カテゴリーが，これまでの想像より多いことがわかり，近年，注目されています（図5を参照してください）。神経性過食症や神経性やせ症と同様に，主に

曜日　**木曜日**　　　　　　　　日時　**4月20日**

時間	食べたもの，飲んだもの	場所	＊	V/L	状況，コメント
8：10	プレーンベーグル，バター デカフェ（カフェイン抜き のコーヒー）	台所			
8：25	ベーグル2分の1，バター デカフェ	台所	＊		おいしいベーグルだった けど……
10：20	レーズンマフィン1個 デカフェ	デスク			今朝食べたものを考えて いた。
12：00	Mサイズのペパロニのピザ Lサイズのダイエットコー ラ	職員食堂			少し気持ち悪い。本当に 満腹。私は大きくなった ように感じる。 買わずにはいられなかっ た。とてもおいしかった！
3：00	ドーナツ2個 デカフェ ドーナツ2個	デスク	＊ ＊		
6：30	特大サイズのポテトチップ ス ダイエットコーラ プレーンベーグルにピーナ ツバターを塗ったもの2個 大きく切ったチョコレート ケーキ ダイエットコーラ	台所 立ったま まで	＊ ＊ ＊		うんざりした気持ちで運 転して家に帰る。落ち着 かない。何もすることが ない…すぐに食べ始める …何も考えずに。初めは 楽しかった。
7：15	キットカット3個 デカフェティー チョコレートアイスクリー ム6杯 チェリーヨーグルト1個	台所	＊ ＊ ＊		また食べ始めてしまった。 絶望的だ。自己コントロー ルが効かなくなってし まった。
9：00	デカフェティー2杯				

図4　むちゃ食い症当事者のモニタリング記録

食べ過ぎにむちゃ食いが重なる一般的な傾向についての記述です（＊：アスタリスクは自分で食べすぎたと思ったときの印です。V/L は，嘔吐したり下剤を使ったことを意味します）。

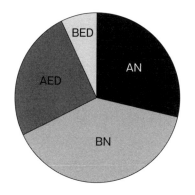

BED＝むちゃ食い症
AN ＝神経性やせ症
BN ＝神経性過食症
AED＝非定型の摂食障害

**図5　ある著名な摂食障害クリニックで治療を受けている成人患者の
4つの診断基準の内訳**

引用元：Fairburn, C. G., & Cooper, Z. (2011). Eating disorders, DSM-5 and clinical reality. British Journal of Psychiatry, 198, 8-10.

10代から若年層の女性が罹患しています。

　非定型の摂食障害は，少なくとも5つほどの下位分類に分けられます。

1. **診断閾値以下**の神経性過食症，神経性過食症に類似しているが診断基準をわずかに満たさないもの。
2. **診断閾値以下**の神経性やせ症，神経性やせ症に類似しているが診断基準をわずかに満たさないもの。
3. **診断閾値以下**のむちゃ食い障害，むちゃ食い症に類似しているが診断基準をわずかに満たさないもの。
4. **混合性摂食障害**で，神経性過食症，神経性やせ症，むちゃ食い症の特徴が同居しているため，どれか一つの障害の亜型として分類することはできないもの。
5. **夜間摂食症候群**と言われるもので，夕方から夜の間に食べる最近のエピソードがある場合のもの。

混合性摂食障害

　非定型摂食障害の中では**混合性摂食障害**と名づけられるものが最も一般的です。これは，神経性やせ症，神経性過食症，そしてときにむちゃ食い症の特徴がごちゃまぜになった状態の摂食障害を指しています。例としては，神経性やせ症や神経性過食症の特徴である体型や体重の過剰評価があり，いくらか低体重で（しかし神経性やせ症と言うほどには低体重ではなく），いつもというわけではないもののたまに過食し，極端にダイエットし，そして断続的に自己誘発性嘔吐をする場合などです。

　この摂食障害の重症度，持続期間，個人の QOL に与える影響は神経性過食症と同程度であることが知られています。神経性やせ症や神経性過食症の既往歴があることもまれではありません。むちゃ食いは混合性摂食障害の一般的な特徴です。

　また，**排出性障害**という言葉もあります。過食がないのに排出行為が繰り返される（主に自己誘発性嘔吐や下剤，利尿剤の誤用という形態）摂食障害にこの言葉を用いる治療者がいます。オックスフォードの我々のデータによれば，このような人々は主観的な過食があり，診断閾値以下の神経性過食症とみなした方がよいです。

夜間摂食症候群

　夜間摂食症候群は比較的新しい診断であり，まだ研究される余地があります。原則として，診断には三つの特徴があることが必要となります。

1. 夜（就寝後）に摂食する，あるいは夜間に過剰に摂食するというエピソードが繰り返しあること。
2. 摂食しているとき意識があること。
3. 摂食パターンによって著しい苦痛や支障が生じていること。

　夜間摂食症候群は成人期初期に始まり，症状が現れていない時期が長期に

わたることもありますが，長い経過をたどるものです。特に，不眠症や肥満，むちゃ食い症の人に一般的です。また，家族内に何人かいることもあり，男性にも女性にも同程度起こり得ます。

　夜間摂食症候群と唯一混同されやすい摂食障害は，むちゃ食い症ですが，四つの特徴から両者は区別されます。夜間摂食症候群では，過食のエピソードは夕方か夜にしか起こりません。また，摂取カロリーも比較的低いと言えます（平均して 300 キロカロリーです）。摂食の際，制御できない感覚になることもありません。また，睡眠に戻るために食べることもよくあります。

診断横断的観点

　主な摂食障害には上述のように，診断的な区別があります。しかし欠点もあります。まず，区別することで，摂食障害が非常に多くの共通点を持っているという，重要な事実が見えなくなってしまいます。最も重要なのは，どの摂食障害も類似する食行動，類似する体型・体重に対する考え方を持っていることです。その結果，診断によっては，区分を明確にするのが難しくなっています。たとえば，すべての神経性過食症の症状を呈しているが，BMIが 18 くらいで低体重である場合があげられます。どう診断するかは，そのBMI を「著しく低い」とみなすかどうか —— それは議論が続いている点ですが —— によるでしょう。この BMI を著しく低いとみなした場合は神経性やせ症と診断されるでしょうし，そうでなければ，神経性過食症だとされるでしょう。もう一つ，問題が生じやすいのは，神経性過食症とむちゃ食い症の区別です。嘔吐や下剤を使わない場合，過食以外の食物摂食量がどれくらい少ないか，によって区別されます。過食以外はほとんど食べない場合には，神経性過食症の診断がつき，いくらか多い場合には，むちゃ食い症と言われるでしょう。言い換えれば，数ある摂食障害を明確に区分する基準はないと言えます。

　その次に，現在の診断体系の限界としてあげられるのは，三つの摂食障害の診断では一般人口中および治療中の患者の種々の摂食の問題を完全には網羅できていないことです。これまで述べた通り，摂食障害患者の多くが神経

性やせ症，神経性過食症，むちゃ食い症の診断基準を満たさず，**非定型の摂食障害**とされており，無視されがちな未解決な診断カテゴリーに入れざるを得ないのです。

　ほとんどの摂食障害が，時間経過によって型が変わってしまうという事実は，診断して区別することの根拠を崩してしまいます。状態には大きな変化がないのに，1月にはある摂食障害の型に合致し，6月には別の型に合致するということは稀ではありません。「診断の型の移行」は稀ではなく，一般的です。著者の臨床経験では，10代から摂食障害を患い，ある段階では神経性やせ症，のちに神経性過食症，そして最近では非定型の摂食障害とされる20代，30代の患者が数えきれないほどいます。彼女ら・彼らは本当に三つの異なった精神障害を患ったと言えるでしょうか？　そうではなく，時間の経過とともに型を変えた，一種類の摂食の問題です。

　本書では，摂食の問題とその克服法について「診断横断的」観点を採用します。第Ⅰ部では，患者が経験するあらゆる問題と，なぜ，続いてしまうのかを説明します。第Ⅱ部では，摂食の問題からどうやって抜け出るかについて論じますが，摂食障害診断の型に関係なく過食が最も特徴的です。

第3章

過食するのは誰？

　過食する人なら誰でも，この疑問に対する答えに大変関心があるものです。なぜならたいていの人は，過食する人間は自分だけだと感じているからです。このように感じるのは，多くの場合，過食に伴う恥ずかしさや秘密主義のためです。この秘密主義は研究者にとっても問題なのです。この秘密主義のせいで，過食するのが誰かを正確に見極めることが大変困難になるからです。

神経性過食症の出現

　過食する人がどのぐらいいるのかということに関心が持たれたのは，神経性過食症が特定された 1970 年代半ばのことです。アメリカの女子大生に見られる「ブリマレキシア」や「過食／嘔吐症候群」についての多数の公刊論文の中で，この問題が初めて指摘されました。1979 年には神経性やせ症の権威であるロンドンのジェラルド・ラッセルが「神経性過食症，神経性やせ症の悪性な亜型」という論文を出したことで，過食症は一躍注目されるようになりました。この論文では，1972 年から 1978 年に見られた 30 名の患者(女性 28 名，男性 2 名）の臨床特徴が報告されています。これらの患者は今日で言う神経性過食症の症状がありました。

　同時期に私もエディンバラで同じような患者さんたちを診ていました。これらの患者さんのことで最も衝撃的だったのは，大多数の患者さんがこういった食べものの問題を抱えているのは自分だけだと思っていたことでした。

　自分だけがコントロールを失って過食してしまい，しかも嘔吐や下剤濫用まで伴う発作を繰り返しているのだと考えていたのです。神経性過食症は公

にはまだ注目されていなかったので，彼女らの考え方は驚くべきことではありません。実際のところ，当時は神経性過食症について耳にすることはほとんどありませんでした。

　エディンバラで診ていた私の患者さんの多くは，何年も過食の問題を秘密にしていました。恥ずかしさや自己嫌悪のためや，自分たちを救ってくれる手立ては何もないと思っていたためでした。彼女らの体型は普通でしたし（低体重ではなく），ほかの人と一緒にいるときは比較的普通に食べてもいたので，この問題を隠しておくことがそれほど難しくありませんでした。彼女らの過食はプライベートで起きていたのです。勇気を出してかかりつけ医に診てもらったけれど，普通の体重なので問題ないと言われただけだったという人もいました。

　私の患者さんたちが問題を何年も隠し続けていたという事実から，過食はジェラルド・ラッセル が言っていたような神経性やせ症の不気味な稀な変異体ではなく，むしろ無視できない重大な健康上の問題であると言えるでしょう。問題はどう稀ではないことを明らかにするかです。隠されている症例をどうやって発見できるでしょうか？

　そこで，雑誌「コスモポリタン」に協力してもらいました。私の患者さんの多くは若い女性ですので，たいていの患者さんがこの雑誌を読んでいると思われたからです。1980 年 4 月に出版された，イギリス版コスモポリタンの記事の一部を載せています。その結果はドラマチックなものでした。1 週間かそこらで，神経性過食症であると思われる女性から，1,000 通を超える手紙をもらいました（囲み 4 参照）。

　ほぼ同時期にシカゴのクレイグ・ジョンソンが，神経性過食症に関する著名な論文を公開後，さらなる情報を提供するようにお願いされました。彼とその同僚は質問紙調査によって，361 名の女性を神経性過食症であると特定しました（当時アメリカではブリミアと呼ばれていました）。これらの女性は，コスモポリタンに載っていた女性たちとよく似ていました（表 1 を見てください）。

　この「新しい」摂食障害の症例をほかのクリニックでも探してもらいました。ほぼ同時期に北アメリカ，イギリス，オーストラリア，そしてニュージー

新しい摂食

　10代後半から20代の女性を襲う，新種の奇
妙な摂食障害の出現に，精神科医は頭を抱えて
います。主な特徴は秘密裏に頻繁に行われる自
己誘発性嘔吐と肥満への極端な恐怖です。

　この病気の人たちは食べたり飲んだりする要
求に耐えがたく，一方で食べた後に吐いてしま
うので体重は正常の範囲です。

　この病気は非常に治療が難しく，多くの総合
診療医はその特徴や危険性についてよく理解し
ていません。しかし比較的軽症の場合でさえ，
この病気は心身に深刻な影響を与える可能性が
あるのです。

　精神科医たちは，この病気の流行について
もっと知りたいと思っています。こういった嘔
吐の経験がある人が質問紙調査に答えてくれる
と，研究に役立ちます。守秘義務は守ります。
宛先は，エディンバラ　モーニングサイドパー
ク　EH10 5HF　王立エディンバラ病院　精
神医学教室　フェアバーン博士　です。

図6　コスモポリタンの記事（1980年4月発行「Health Reports」より）

ランドでもこの障害が現れていたのでした。

　神経性過食症がいつからあったのかほとんどわかっていません。確かに病
気として認識されるまでの10年，100年の間，わけのわからないものとさ
れてきました。実際，エディンバラでの私の患者たちやコスモポリタンの記
事に返信してくれた人たちも，しばらくしないと病気だとはわからなかった
と述べています。つまり20世紀半ばまで過食と嘔吐を呈する症例は病気と
されず，その歴史は神経性やせ症よりずっと短いのです。病気と認識される
までの何世紀もの間，神経性過食症が若い女性を苦しめられてきました。し
かし，なぜ1970年代に神経性過食症が劇的に増加したかはわかりません。
神経性過食症がどのように始まったかについて，その手がかりは後述します
（第6章参照）。

囲み4　コスモポリタン研究

　神経性過食症が重大でありながら，健康上の問題として認識されていなかったことを明らかにするために，1980年4月に女性向け雑誌「コスモポリタン」Health Reports欄に記事を載せました（図6参照）。体重をコントロールするために自己誘発性嘔吐をしている人たちに，質問紙に答えてくれる意志があれば連絡をしてくださいと呼びかけるものです。過食の有無では曖昧になってしまいますので，神経性過食症の中核的な症状のうち嘔吐を病気であるかどうかの決め手としました。

　1週間かそこらで，1000通を超える返事がきました。まず800人の人に質問紙を送りました。この質問紙は体重，食習慣，体型や体重への態度についての情報が得られるように作成されたものでした。質問紙の完全回答は669通（84％）でした。回答の結果，499人の回答者が神経性過食症である可能性が非常に高いことが明らかになりました。

　その499人はすべて女性でした（もっともコスモポリタンは女性向け雑誌ですが）。平均年齢は24歳で，3分の2は20代でした。4分の3以上（83％）が年齢と身長に照らして健康的な体重でした。多くの場合，10代で食の問題が始まり，平均5年間過食をしていました。4分の1（27％）が少なくとも1日1回過食をしていて，半分以上（56％）が毎日嘔吐をしていました。19％の人が下剤を使っていました。

　これらの女性がひどい苦痛を訴えていました。長々と助けを歎願していた人も多くいました。3分の2（68％）に臨床的に深刻なうつと不安がありました。この問題を持っているのが自分一人ではないとわかって，驚くと同時に安心したと述べる人も多くいました。

　これらの女性の半数以上が専門的な助けを求めていましたが，2.5％の人しかなんらかの治療を受けていませんでした。助けを求めている人たちのうち半数以下（43％）の人しか，この問題を健康に関する専門家に話していませんでした。
神経性過食症は重大でありながら，ほとんど認識されていなかった問題であったということを，この研究結果は強く示唆しています。

参照元：Fairburn, C. G., & Cooper, P. J. (1982). Self-induced vomiting and bulimia nervosa: An undetected problem. British Medical Journal, 284, 1153-1155.

どうやって見つけるのか

　コスモポリタンの研究で神経性過食症であるとわかった人のわずか2.5％の人しか治療を受けていないという事実に，おそらく驚かれたことでしょう。今日もっと多くの人たちが援助を求めていますが，治療を受けるのはかなり後になってからになるのが典型的です。なぜこうなるのでしょう？　これには多くの理由があります。

表 1　神経性過食症に関する二つの初期研究の比較

	イギリス： コスモポリタンの研究	アメリカ： シカゴの研究
年齢（歳）	23.8	23.7
結婚歴		
既婚（％）	20.7	18.4
過食＊		
発症年齢（歳）	18.4	18.1
期間（年）	5.2	5.4
頻度‐毎日1回以上（％）	27.2	50.0
自己誘発性嘔吐		
頻度‐毎日1回以上（％）	56.1	45.7
下剤乱用		
常に乱用（％）	18.8	33.0
体重		
正常体重	83.2	61.6
かつて肥満であった（％）	45.2	50.1
月経不順（％）	46.6	50.7

参照元：イギリス：コスモポリタンの研究――Fairburn, C. G., & Cooper, P. J. (1982). Self-induced vomiting and bulimia nervosa: An undetected problem. British Medical Journal, 284, 1153-1155.
アメリカ：シカゴの研究――Johnson, C. L., Stuckey, M. K., Lewis, L. D., & Schwartz, D. M. (1983). A survey of 509 cases of self-reported bulimia. In P. L. Darby, P. E. Garfinkel, D. M. Garner, & D. V. Coscina (Eds.), Anorexia nervosa: Recent developments in research. New York: Alan Liss.
＊定義が二つの研究で異なっています

1. すでに述べたように，過食の問題は恥と罪悪感が伴います。治療を求めることで，彼女ら・彼らの問題と，問題を隠しておくために何年も使ってきた偽りや口実が見破られてしまう危険を冒してしまうからです。
2. 男性は過食の問題があると認めることが一層難しいかもしれません。なぜならこれらの問題は女性限定であると一般には認識されているからです。
3. 自分は助けてもらう価値がないと思う人もいます。
4. 過食の問題は治療に値しないと考えている人もいます。
5. 過食の問題が自然に治ることを望んでいる人もいます。

6. その一方で，過食に救われているため支援を望まないという人もいます。たとえば過食によって激しい感情に対処できたり（第6章参照），人生のある側面（キャリアとか人間関係とか）においてうまくいかないことに対する言いわけができたりするのです。

7. 援助を受けるのに経済的な壁がある人もいます。過食をする人たちは，治療費を賄うのに必要な経済資源や保険がないのです。ショックなことに保険会社の中には，はっきりしない摂食障害の治療を補償範囲に含めないところもあります（訳注：米国では国民皆保険ではありません）。

8. 専門家に上手に話せない可能性もあります。過去の健康上の問題（たとえば月経不順。第5章参照）は摂食障害の結果かもしれませんが，話してくれなければ専門家にもわかりません。

　過食の問題を持っている人のごくわずかな人しか専門的な援助を受けていないという事実は憂慮すべきことです。なぜなら彼女ら・彼らを援助できる治療方法があるからです。治療の中には，この本の第II部で触れる自助プログラムもあります。

一般人口研究の結果

　1980年以来，過食の問題の流行について数多くの研究がなされました。大半が14歳から40歳の白色人種の女性に焦点を当てていました。なぜなら彼女らは最も過食のリスクが高いと考えられるからです。しかしながら，その後の研究では男性，より広い年齢層，よりさまざまな人種を対象とするようになっています。

　質問紙研究が主にされてきました。質問紙研究では高めの数値が出てしまいがちです。もっと信頼できる方法は，面接調査です。興味深いことに，面接調査をした研究では比較的一貫した結果が出たのです。神経性過食症は若い成人女性の1〜2パーセントに見られるのに対し，むちゃ食い症は男女共に見られ，かつ幅広い年代で2〜3パーセントも見られることがわかりました。これらの結果は注目に値します。なぜなら過食の問題は生活の質（第4

章参照）とからだの健康（第 5 章参照）の両方を損なってしまうからです。

　また子どもを対象とした研究もあります。これらの研究からは，過食が子どもでもあること，特に肥満の子どもたちに見られることがわかっています。112 人の肥満の子どもを対象とした研究では，5％以上の子どもがむちゃ食い症の基準を満たしていました。

種々の人種での研究

　白色人種以外の人種に関する研究はほとんどありませんでした。これはとても残念なことで，なぜならアジア系のアメリカ人とスペイン系アメリカ人では過食の病気になりやすいというエビデンスがあるからです。さらには，より一層なりやすいという研究さえあります。

　低所得国，中所得国もまた無視されていました。なぜなら食の問題は西洋の「文化結合症候群」と考えられる傾向があったからです。この考え方は今や時代遅れです。世界中のどこでも生じているというエビデンスがどんどん積み重ねられています。たとえば，神経性過食症と神経性やせ症は日本，中国，インド，そしてマレーシアといったアジア諸国の低所得国と高所得国の両方に見られます。アラブ諸国では，食の問題は公衆衛生の問題となりつつあります。

第4章
心理的，社会的側面

　過食は，ときに単なる食べ過ぎに過ぎません。繰り返されても，その行為だけで，ほかに問題を引き起こしていない場合には，です。しかし大抵はほかの問題を引き起こします。あなたがこの本を読んでいるのは，過食よりも，むしろ，現実にそれらの問題に悩まされているからではありませんか。こうした困難と，過食の関係は複雑です。得てして，悪循環の結果，永続的となり，止められなくなります。

　本章と次章では，過食に伴うさまざまな問題や懸念をあげ，それが過食という障害にどのように影響しているのかを検証していきます。本章では，心理的，社会的問題に焦点を当て，第5章では身体的問題を論じます。

ダイエット

　過食をしている人は，むちゃ食い症と呼ばれる人々を除いて，極端なダイエットをしているか，少なくとも試みた経験があります。ダイエットをずっと継続していて，ときどき，過食によって破られるというのが，神経性過食症や，過食を伴う神経性やせ症に見られる摂食パターンです。過食以外ではまったく食べない，またはほとんど食べない人もいます。むちゃ食い症では食事のパターンが異なっており，普段から食べ過ぎの傾向で，さらに過食が重なります。むちゃ食い症ではダイエットをしている時期もあり，実際には，ダイエットが成功している期間が数カ月続き，食べ過ぎに過食が重なる期間が交互にやってくるのが普通です。その結果，月単位，年単位で体重が著しく上下します。

　神経性過食症の患者さんは，過食をしてしまったのでそれを帳消しにする
ためにダイエットをしているだけという間違った考え方をよくしています。
特に体型や体重をとても気にしている人にとっては，過食に後押しされてダ
イエットをしているのは疑いようもありませんが，ダイエットは過食の原因
として重要です。たとえば，ダイエット
をしている人の方が，過食を非常に起こ
しやすいのです。図7で示されている通
り，厳格なダイエットが過食を引き起こ
していますが，過食を帳消しにするため

> ダイエットは，原因として重
> 要です。

のダイエットもあります。この両方が一緒になって強力となり，過食が何カ
月も，何年も続いていくことになります。したがって，過食の問題に取り組
むには，過食だけではなく，深く関連しているダイエットにも取り組むこと
がきわめて重要となります。

ダイエットの三つの形

　ダイエットには主に三つの形があります。そして過食のある人，特に神経
性過食症，神経性やせ症の人は三つすべてを行っているものです。

　食事の先延ばし：過食以外では，ほとんど何も食べない人がいます。とき
に，何日もの間食べないこともあります（つまり断食です）。もっと多いのが，
1日のうち，食事を可能な限り遅らせて，夜まで食べないというやり方です。
神経性過食症の約4人に1人が行っていますが，むちゃ食い症ではそこまで
一般的ではありません（約20人に1人）。一般の普通の人で，日中に食べな
いのはおおよそ100人に1人です。

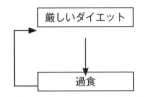

図7　厳しいダイエットと過食の悪魔の循環

牛乳（成分無調整）	パンケーキ	その他のパスタ
バター	アイスクリーム	ピザ
チーズ	ミルクシェイク	フライドチキン
パン	キャンディー棒	フライドポテト
ベーグル	ソーダ	チキンパルメザン
マフィン	ポテトチップス	スペアリブ
シリアル	トルティーヤチップス	ミートローフ
クッキー	サラダドレッシング	ホットドッグ
ケーキ	マヨネーズ	ハンバーガー
ドーナツ	マカロニサラダ	中華料理
ピーナツバター	スパゲティ／麺類	

図8　とある神経性過食症の患者の「食べてはいけない食品リスト」

　食事の全体量の制限：これは，摂取カロリーに上限を設けようとする方法です。神経性過食症の人は，1日に1000か1200キロカロリーといった基準を設けますが，それは通常の人がその日動くために必要なカロリーを下回っています。1日に800や600キロカロリーという不適切で極端な制限を自分に課す人もいます。

　特定の種類の食べものの回避：過食症の人は，太るから，また過去に過食の引き金になったことがあるからと，特定の種類の食べものを避けます。このような食べものを「禁じられたもの」「悪いもの」「危険なもの」とします。調査では，一般女性でダイエットを行っている人の約5人に1人がこの方法を用いています。対照的に，神経性過食症の人の4分の3，むちゃ食い症の人の2分の1がこの方法を用いています。

　食べてはいけない食品は多岐にわたります。極端なダイエットをしている人では，「ダイエット食品」として製造されたもの以外はほとんど食べなくなります。図8はとある神経性過食症の患者の「食べてはいけない食品リスト」です。

　厳しい食事制限をする人は，「健康的な食事」とか，菜食主義者だからとか，食物アレルギーがあるからと，食事制限を正当化します。どのようなダイエットであっても，少しでも体重を減らそうと，体型を変えようとする食事制限は，ダイエットです。

ダイエットの影響

　　起きている間中ずっと食べものが私を占領している。夢も食べもののことばかりだ。

　ダイエットは身体的，心理的に影響します。からだへの影響は，第5章で述べます。心理面への重要な影響としてダイエットしていると食べものと食事のことばかりしか考えられなくなり，渇望感が増していきます。自分では考えることを避けているのに，考えが食べものに占領され，食べものや食事以外のことを考えることができなくなります。集中力が必要な日々の活動ができなくなり，テレビを見るというような，最小限の集中力で事足りる活動も難しくなります。何をしていても，食べものや食事のことが頭から抜けず，夢にまで出てきます。ダイエットをしている友達や知り合いがいる方ならお気付きでしょうが，彼らはひっきりなしに食べものや食事について話しています。表2の数字を見ると，ここまで食べものに考えを支配されてしまうのは普通の女性では珍しいですが，過食の病気を有している4人に1人以上が中等度から著しい程度の影響を受けています。

厳格なダイエット　対　通常のダイエット

　以上のようなダイエットの三つの形態はすべて**極端**だと言えます。何をどのくらい，いつ食べるのかを極度に制限しているということです。過食をしている人，特に神経性過食症の人々のダイエットは，やはり**厳格な**ことが多いです。このような人は，おおよその目標ではなく，明確な目標を掲げ，それが達成できないと失敗したと感じます。普通，ダイエットをしている人は，1日の摂取カロリーをたとえば1500キロカロリー以下にしようとし，1日でも多く達成できると満足します。それとは対照的に，厳格なダイエットに励む人は，文字通り目標を達成しなければならないと感じ，「規則」が許している以上のものを少し食べてしまっただけで「失敗した」と感じるのです。

　ダイエットが極端で厳しく，かなりの

厳格なダイエットをしている人は，規則を少しでも破ると一気にダイエットを「あきらめ」，過食します。

表 2　過食の問題のある女性と一般女性において
食事，食べものに考えを支配される傾向について

	普通の女性	むちゃ食い症の女性	神経性過食症の女性
まったくない，ほとんどない	95	57	49
少し	3	18	23
中くらい	2	21	13
かなり	0	4	15

忍耐を要するようなこと細かいルールを伴っていれば，「失敗」が繰り返される確率も高くなります。これにはとても意気消沈させられます。しかし，さらに悪いことに，こうした失敗が過食の引き金となります。厳格なダイエットに励む人は，ルールを破ってしまうと，少なくとも一時的にはダイエットを放棄し，過食となります。このような事態には，ダイエットをしている人の思考法が映し出されています。それは，過食の人に特徴的な，「全か無か」，または「二分」思考と呼ばれるもので，極端で，白黒をつける見方で物事をとらえる思考法です。たとえば，自分を成功者か落伍者かと考え，食べものをよいか悪いか分ける，などです。その結果，複雑かつ厳しいルールと，全か無かの思考を伴うダイエットが，過食とダイエットの悪循環を作り出し，互いに促進しあっていきます。

体型と体重をコントロールするその他の方法

　ダイエットは，過食の問題のある人が最もよく使う体重コントロール方法です。さらに，自己誘発性嘔吐や下剤，利尿剤の使用を含むもっと極端な方法を用いる場合もあります。こうした行動は，神経性過食症や神経性やせ症，その他多くの非定型の摂食障害に一般的ですが，第 2 章で説明した定義の通り，むちゃ食い症ではありません。それらは一般的に，「排出行為」とされます。

自己誘発性嘔吐

　ある日，食べ過ぎた後に嘔吐を始めました。まるで，食事制限をせずに痩せていられる素晴らしい方法だと思いました。好きなだけ食べても，食べたものを体から取りのぞけるのです。あらゆるダイエットよりもずっと簡単な方法でした。

　文字通り，もう食べられないというところまで食べます。その後，指を使って吐き始めます。そこから30分以上かけて，嘔吐の間に水を飲みながら，食べたものすべてを胃から吐き出してしまいます。その後は，自分がまた自分を制御できなかったことにとても気分が落ち込み，孤独だと感じ，絶望的なほどの恐怖を感じます。からだの調子もひどく悪く，疲弊し，目は腫れぼったく，めまいがして，力が入らず，のどが痛みます。これはとても危ないことだとわかっているので，さらに恐ろしくなります。嘔吐を二回繰り返した後に血を吐き，やめようと試みました。しかし，過食し続けてしまい，太ってしまうという恐怖がこみ上げてきて，再び吐き気を催すように手を入れます。

　あまり知られていないことですが，若年女性の5〜10％が自己誘発性嘔吐をしたことがあり，若年成人女性の2％は週に1回以上，嘔吐しています。たとえば大学寮などで，自己誘発性嘔吐が「流行」することがあります。神経性過食症のでは一般的ですが，神経性やせ症の人の約半分もしています。ほとんどの人の嘔吐をする目的は，食べてしまった食物を取り除くことですが，吸収したカロリーを制限しようと努力しているうちに，——たとえば嘔吐すると緊張が解ける——などのほかの動機も生じてきます。

　自己誘発性嘔吐があるからといって，必ずしも摂食障害だということにはなりません（第2章の定義を参照）。嘔吐やその他の食事の問題などに，からだの健康や生活の質が損なわれているかどうかが問題なのです。特に重要なのは，行動をコントロールすることができるか，という点です。たまに嘔吐を行っていることは，社会的に見ると普通ではありませんが，それで摂食障害とすることはできません。しかし，頻繁に嘔吐していて，やめられなくなっているとすれば，それは摂食の問題が確かにあることを示しています。

　気持ち悪くなってやっと食べるのをやめます。次に, それまでに食べたものを全部取り除いてしまいたいという圧倒的な気持ちになります。私はのどに指を差し入れて, 完全に出し切ったと思うまで何度も何度も嘔吐します。それで落ち着いて, 清められたように感じられます。しかし, 消耗しきってしまいます。

　普通, 喉の奥まで何かを突っ込むことで咽頭反射を起こさせ自己誘発性嘔吐をします。しかし, 屈んだだけで, それによって胃が圧迫されると思われますが, 思い通りに吐くことができる人もいます。一方でいくら努力しても吐くことのできない人もいます。

　嘔吐は本当に大量の食べものを食べた後のことが多いですが, 何を食べても, それが太りそうだと思うと吐く人もいます。食後に一度吐くだけの人もいて, それはその 1 回で食べてしまったことの不安を解消するのに十分な量を出せてしまうからです。また, 何も吐けなくなるまで何度でも吐く人もいますが, それに 1 時間以上かかることもあり, 身体的にも消耗します。少数ではありますが, 水か何かで洗浄する人もいます。それは, 何か飲んで, 吐いて, また飲んで吐いて, また飲んで, というやり方を繰り返し, 液体の中に食べものが混じらなくなるまで続けます。ここまでして初めて彼女ら・彼らはすべて取り除くことができたと確信します。こうした行為は, からだにとって危険で, 電解質異常を引き起こすことになります (第 5 章, p.81 をご覧ください)。

　嘔吐が, 食べものを取り除く効果的な方法, というのは間違いです。確かに嘔吐でいくらかの食べものは

> 嘔吐によって取り除くことができるのは, 摂取カロリーの半分です。

出せますが, 実験では, 嘔吐では摂取カロリーの約半分しか取り除けませんでした。たとえば, ある研究では被験者は平均 2131 キロカロリーを過食したのに, 979 キロカロリーしか嘔吐できませんでした。嘔吐に効果がないのは, 神経性過食症の患者さんのほとんどが標準体重であることからも説明できます。50％しか出せず, 残りは吸収されます。また, 過食は平均 1000 ～ 2000 キロカロリーであることも心に留めておいてください (p.18 を見てください)。

　嘔吐でほとんど全量を確かに吐いているという人がいますが, たいていは

過食の初めに「目印」の食べもの（例：トマト）を食べ，それが再び見えて
くるまで（たとえば，トマトの皮）繰り返し吐き続けます。彼女ら・彼らは，
食べものが胃の中で層になって堆積していくのだと（地層のように），間違っ
た認識で行動しているのです。実際には，胃の中のものは撹拌されているの
で，目印になる食べものが再び出てきても，食べたものすべてがなくなって
胃が空になったとは言えません。

　罪悪感や，体重が増えることなしに好きな食べものを食べるための方法とし
て，嘔吐し始めました。嘔吐は驚くほど簡単で，それをしている自分にとても
満足していました。それが問題を悪化させていると気付かされるのに時間はか
かりませんでした。

　これまで8年間，自分に繰り返し言い聞かせてきました。「嘔吐するのはこ
れで最後だ」と。初めは決心すればいつでもコントロールできると考えていて，
そこまで悩んでいませんでした。しかし，嘔吐が私を支配していることがすぐ
に明らかになりました。今では嘔吐をやめることは到底できなくなってしまい
ました。

　長期的には，自己誘発性嘔吐は体重制限の方法としては，その効果が半減
していきます。自己誘発性嘔吐をする人は，初めて自分で吐き気を催させた
ときはうれしかったと言います。食べたいという欲求を必死に抑える必要な
く，体重増加を避けられるからです。しかし実際には，嘔吐によって過食が

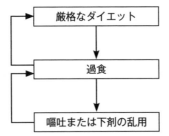

図9　厳格なダイエット，過食，嘔吐の悪魔の循環

表3　自己誘発性嘔吐の鍵となる四つの事実

1. 嘔吐は無効です。過食したカロリーの半分しか取り除くことができません。
2. 嘔吐によって過食は悪化します。嘔吐すると，以前にも増して過食するようになり，その量は増えていきます。
3. 嘔吐は，過食を継続させます。
4. 嘔吐はからだに害を及ぼします。

促されるため，高い代償を払うことになります。これには二つのメカニズムがあります。嘔吐で摂取した食べものの吸収が抑えられると信じているので，食べることに抗う気持ちは徐々に減っていきます。その結果，初めよりさらに過食するようになり，量もどんどん増えていきます。胃が満タンであれば，さらに吐きやすいということも経験します。このようなプロセスを経て，過食を帳消しにする嘔吐と，嘔吐が過食を助長するという悪魔の循環が形成されてしまいます（図9）。事実，嘔吐こそが，過食を継続させる主な要因なのです。隠れて嘔吐することができない環境にいると，下剤などほかの方法がない限り，過食を辛抱できるということに表されています。

　もう一つ強調すべきところは，嘔吐は明らかにからだに害を及ぼすということです。この点については第5章で触れています。表3で，自己誘発性嘔吐の鍵となる事実をあげています。

下剤，利尿剤の乱用

　たくさん食べたせいで，すぐに太ってしまうのが怖くて，下剤を使い始めました。下剤を飲めば，食べものは全部私の中を通り過ぎて行ってしまうと思っていたのです。

　ある日雑誌で，排出行為の方法として下剤を用いている人がいるのを知りました。私は吐こうとしても，できませんでした。それで，下剤を買いに出て，過食するたびに10錠飲むようになりました。内心では過食に何の効果もないことは知っていましたが，下剤を使うと，内側が空っぽになってきれいになったような感じがしたのです。

　体重コントロールのために下剤や利尿剤（ウォーターピル）を使うことは，自己誘発性嘔吐より一般的ではありません。神経性過食症の約3分の1が下剤を使用し，利尿剤に至っては10％です（表4）。また，下剤単独で用いられる場合もあれば，自己誘発性嘔吐と一緒に用いられることもあります。定義にある通り，一般的にはむちゃ食い症ではこの三つの行動はありませんが，神経性拒食症や非定型の摂食障害にはよく見られます。

　過食の問題のある人の下剤の乱用の仕方には二つあります。一つは，特に食べ過ぎたときに，帳消しにする方法として用いられます。その場合，その行動は自己誘発性嘔吐と似たもので，下剤も大量に使われます。もう一つは，毎日というふうに規則的に，食べ過ぎとは関係なく使用する場合です。その場合，摂取量は少なく，ダイエットの色合いが濃くなります。利尿剤は後者の意味合いで用いられやすいと言えます。

　カロリー吸収について，下剤はほとんど効果がありません。食べもののほとんどは上部の腸で吸収され，下剤はそのずっと下部で作用するからです。また利尿剤はカロリー吸収には何の影響も及ぼさず，単に脱水作用を引き起こすだけです。それにもかかわらず，薬の使用に価値を見出してしまいます。それは，下痢や多量の尿が排出され水分量が減ることで，一時的ではありますが体重が落ちるからです（第5章，p.71で脱水作用と，体重の関係の重要性について述べています）。また，下剤を使うことで，食べてしまったものが取り除かれ，「浄化」されたように感じる人もいます。このように，自己誘発性嘔吐同様，下剤もまた過食を加速させることになります。また，下剤を使った後，腹部から何もなくなった感覚を抱く人は多いですし，その結果として一時的に腹部が平らな状態になることを好む人もいます。また，少数ではありますが，からだへの不快な影響を歓迎する人もいます。彼女ら・彼らは，腹部の痙攣や攣縮，続いて起こる下痢が起こることを食べ過ぎてしまったことへの罰ととらえるのです。

　下剤，利尿剤の乱用から生じるからだへの影響については第5章で述べています。

表 4　神経性過食症患者が一般的に用いる体重制限方法（ダイエットを除く）

	一般人口中の過食症（%）	加療中の過食症（%）
自己誘発性嘔吐	54	76
下剤の乱用	35	38
嘔吐と下剤両方の乱用	19	23
利尿剤の乱用	10	12

ダイエットピル

　摂食障害患者の間では, ダイエットピル, 典型的には食欲抑制剤ですが, が乱用されることがあります。体重にはそれなりにしか効果がないにもかかわらず, です。

極度の運動

　過食する人の中には, 極度に運動をして, 体型や体重をなんとかしようとする人がいます。それが生活に影響を与え始めない限り, 何も問題ありません。しかし, 運動が食事や睡眠, 人付き合いなど, ほかの重要な活動よりも優先されるようであれば, 大きな問題になります。

　また, 一部の人は駆り立てられるように, または「強迫的に」運動をします。たとえ運動にかけるコストが利益を上回るときでも, 運動しないでいることが難しくなるのが特徴で, 神経性やせ症によく見られます。関節の「疲労性損傷」が起きることさえあります。

　運動に関係したもう一つの症状がカロリーの「債務」という考え方です。摂食と運動が密接に結びついてしまい, 事前に必要カロリーを運動で消費しない限り食事をしない, というものです。これは, 過度の運動に伴うもので, 一般的ではないにしろ, むちゃ食い症以外のすべての摂食障害に見られます。

　しかし対極では, むちゃ食い症を含む肥満患者には, 運動をあまりにもしないという特徴があります。これは肥満や, そこから生じる健康上のリスクに影響を及ぼします。

水分摂取による操作

　過食する人が，摂食や体重のコントロールのために水分摂取で紛らわせることは珍しいことではありません。そういった行為として次のようなものがあります。

- 食欲を抑制し，満腹だと感じるために多量の水分を摂取すること。
- 吐きやすくするために多量の水分を摂取すること。
- 「水洗浄（フラッシング）」——むちゃ食いのあと，水を飲んで嘔吐し，嘔吐物の中に何も残らなくなるまでその行為を繰り返すこと。
- 脱水状態にするため（かつ体重を減らすために），水分摂取を最低限にすること。

　このような行為のせいで，からだの水分レベルや，電解質バランスは崩れてしまいます（この点については，第5章，p.81で詳述します）。

体重不足のからだとこころへの影響

　自分ではそれを認めたがりませんが，過食の問題のある人で，明らかに体重不足であることがあります。BMI が 18.5 以下であれば，医学的には誰でも体重不足で（第2章p.31を参照），からだとこころと，社会生活に影響しているリスクがあります。BMI が 17.5 を切るとリスクは増します。

　体重不足によってどのようになるかは，食糧飢饉での研究や，ミネソタ半飢餓実験（囲み5をご覧ください）を初めとする長期間にわたる厳しい食事制限実験などからいろいろなことが知られています。その研究結果は一致しています。摂食障害による体重不足も飢餓によるものと同じことが起こるでしょう。そのうちのいくつかは，低体重の影響と，摂食量不足の影響から来るものです。食べないことによる直接的な影響です。これらの影響のほとんどすべては，体重が健康的な水準に戻り，よく食べていると回復します。

こころへの悪い影響

思考：摂食量不足と体重不足の両方が脳に悪い影響を与えます。ですから，思考が損なわれたとしても少しも驚くことはありません。考えは頑なになり，切り替えて違うことを考えるのが難しくなります。また，決断も難しくなり，先延ばししてしまうことが増えます。

　集中力も低下しますが，病気で食べることに全神経を集中させるのに必死で，これに気付かない人もいます。食べものや食事に関する考えに常に邪魔されるため，集中できない状態はさらに悪化します。

　食べものや食事について常に考えてしまうのは，二次的な影響です。そのため，料理に特別な関心を抱いたり，好んで料理レシピを読んだり，テレビの料理番組を見るようになります。また，自身で料理をすることも多くなります。食べものや食事に関連した職業に就くこともあります。食べものや食事に熱中し過ぎた結果，ほかのことへの関心はどんどんなくなります。たとえば，もともと持っていた興味や趣味から関心が失せていくことがあります。

　感情：気分も体重不足の影響を受けます。気分がいくらか落ち込んでいることが多く，すぐにイライラしやすくなります。

　行動：行動もまた，はっきりと，着実に変化していきます。その中でも特記すべき変化は，「強迫性」が強まることです。具体的には，柔軟性を失い，日々の生活に決まりごとを作ってそれに固執してしまい，自然でのびのびできなくなることなどです。強迫性は，食事のことになると特に激しくなり，食事は，一人で執り行う小さな「祭礼」のようになります。一口ごとに何回と回数を数えながら噛んでから飲み込むなど，とてもゆっくり食べる人もいますし，ある決まった料理から手をつけたり，食べものを小さく切るなど，儀式的な方法で食べる人もいます。すべての人がするわけではありませんが，貯め込みも強迫性の証の一つです。貯め込むのは，食べものやほかのものです。ほとんどの場合，貯め込む理由は自分でもどう説明してよいかわかりません。

囲み5　ミネソタ半飢餓実験

　1940年代，ミネソタ大学のアンセル・キーズは，体重不足の影響を調べるために独創的な研究を行いました。36名の善良な被験者（全員男性）が参加し，体重が飢餓状態一歩手前の75％に落ちるところまで，食べものが減らされ，観察，評価されました。被験者を選ぶ基準は厳格なもので，社会的にも，身体的にも最も健康である志願者だけが実験への参加を認められました。にもかかわらず，飢餓状態の期間には，かつて社交的だった者は内向的になり，社交やその他の活動への関心がなくなり，以前よりもイライラしやすく，ケンカを起こしやすくなったことが観察されました。被験者の関心は食べものや食事の生活に集中し，その他への関心はほとんど失せてしまいました。この結果は，神経性やせ症で見られる現象にとてもよく似ています。

参照元：Keys, A., Brozek, J., Henschel, A., Mickelsen, O., & Taylor, H.L.（1950）. The biology of human starvation（2 vols.）. Minneapolis: University of Minnesota Press.

社交への影響

　低体重は社会的機能にも深く影響を及ぼします。内向性が高まり，自己中心的になる傾向が出てきます。これは，計画通りの型通りの日常を保ちたいという高い欲求から生じ，自然体でいられなくなってしまいます。その結果，人付き合いからひきこもり，こうした生き方に慣れていってしまうのです。

　こうした心理的，社会的特徴はしばしばその人のパーソナリティと誤解されてしまいますが，本来の性格が体重不足による脳への影響よって隠されてしまっているのです。

体型・体重を気にしすぎること

　自信があるかどうか，自分の価値は，からだが魅力的であること，スリムであること以外にありません。たとえ1ポンド（約450グラム）でも体重が増えると，私の魅力は失われる危険があり，未来が暗く寂しいものになると思ってしまいます。こう考えると，絶望でいっぱいになり，できる限り食べる量を少なくします。

　過食する多くの人は体型や体重を極度に気にし過ぎています。こういった囚われはとても激しく，彼女ら・彼らの人生はほかの何よりも，その囚われに支配されてしまっています。この「過剰な囚われ」は摂食障害のほとんどすべてのタイプに特徴的です。専門家の多くは，これが「中核」となる特徴であり，ほかのすべては 2 次的なものと考えています。体型・体重への過剰な囚われは，神経性過食症，神経性やせ症，その他非定型の摂食障害で最も際立った特徴です（第 2 章をご覧ください）。一方，むちゃ食い症ではそこまで目立ちません。むちゃ食い症の人々の心配は異なっています。彼女ら・彼らの場合は体型や体重に不満があると言った方が正確で，肥満傾向の体重をより受け入れています。それでも，体重や体型のことが問題になってしまいます。たとえば，むちゃ食い症の人は，からだをほかの人に見せないようにし，自分でも見ないようにする人がいます。自分のからだが嫌でたまらないからです。

　体型や体重への囚われは何を意味しているのでしょうか？　あなたがあなた自身を人としてどのように評価しているか考えてみてください。人々の大半は自分たちの人生のさまざまな場面で，自分がどのように振る舞っているか，ということに基づいて自身を評価しています（たとえば，人間関係がいいか，仕事での働きぶり，スポーツの上手さなど）。しかし食事の問題がある人々のほとんどは，自身の価値を，ほとんど，あるいはそれだけですべてが決まるほど，体型や体重，そしてそれをどれほどコントロールすることができるかで評価しているのです。このことは，円グラフの形で表されています。円グラフの各部分はそれぞれ，価値を置いている人生の場面です。面積が大きいほど，その人が重要だと考えていることになります。図 10 と 11 の二つの円グラフは，一方が食事の問題のない若い女性のグラフ，もう一方は体型・体重を過剰に心配する人のグラフです。

　神経性過食症，神経性拒食症，その他非定型の摂食障害に見られる体型・体重への囚われは，このような問題を理解する上で非常に重要です。それが，問題が継続する中心的な役割を果たしており，問題を継続させる「エンジン」となっているのです。これで，厳格なダイエット（その結果としての過食）や，嘔吐，下剤や利尿剤の乱用，そして過度の運動のすべてが説明できます。

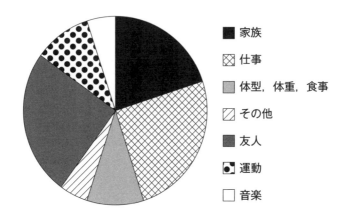

図 10　食事の問題のない若い女性の円グラフ

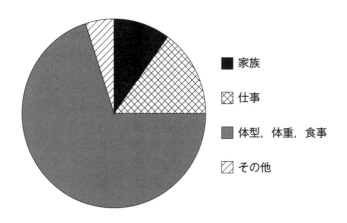

図 11　食事の問題を抱える若い女性の円グラフ

また, これから論じようとするほかの現象の大部分も説明できます。そして, 当然ではありますが, 過食傾向が体型・体重への過剰な心配を持続させており, それがさらなる悪循環を作り出しているのです (図 12 をご覧ください)。ですので, こうした体重や体型への強い囚われをなくしていくことが治療の大きな目標です。治療のガイドラインは, 第Ⅱ部に載せています。

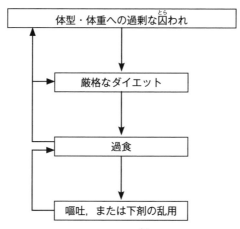

図 12　体型および体重への囚われの中心的役割

体重測定と，測定の拒否

　体重に取りつかれています。何度も何度も，1日に 15 回体重を測ることも
あります。一方で，自分のからだが嫌になって，ときに何週間，何カ月も体重
計をしまっておくこともあります。

　体重や体型への囚われを，最も直接的に「表現」しているのがボディチェッ
クです。それには，体重チェックと体型チェックの両方があります。

　過食のある人は，1日に何度も頻繁に体重を測ります。たとえば，神経性
過食症の人の4分の1以上は，1日に最低1回体重を測りますが，一般女性
では 20 人に1人です（図 13 をご覧ください）。頻繁に測ることで，見過ご
されてきた日々の体重変化に過敏になります。したがって，体重計の数値が
どうであろうと，彼女ら・彼らは食事を厳しく制限するようになります。数
値が「増えて」も，「同じ」でも，もっとダイエットに励もうとします。数
値が「減って」いる場合には，今しているダイエットが強化されるのです。
数値がなんであろうと，とにかくダイエットを続けなくてはならないという
結論に達します。これが，過食が持続していくもう一つの過程です。あまり
知られていませんが，日々の体重の変動は脂肪量の指標にはなりません。第

5章（p.71）で説明するように，体重変動は，水分バランスの変化によるものなのです。

> 短い期間での体重変化は脂肪量の変化のためではありません。

　過食を抱える人は，体重をとても気にしているにもかかわらず，体重のメカニズムを積極的に学習しようとしません。そうした人は頻繁に体重を測り，それが嫌になれば体重測定を拒否します。体重を測らないのは何度も測るよりも問題だと言えます。体重への恐怖や思い込みがより頑ななものになってしまうからです。

体型チェック

　自分のいろいろなところに自信を持っていますが，このからだのことはとても嫌いで，見るに耐えません。膨らんだぶよぶよの大女なのです。そのために過食に走ってしまいます。ボーイフレンドは私を愛してくれているのに，なぜ自分を好きでいられないのでしょうか？

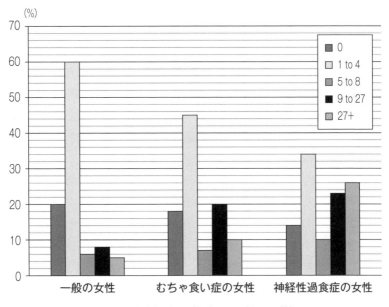

図13　体重を測る回数（28日ごとの回数）

　目が覚めた瞬間に，私のお尻やおなかが脂肪層で覆われていないかを確かめずにはいられないのです。

　体型チェックは，ボディチェックのもう一つの形です。もちろん，みんなある程度は自分のボディチェックをしますが，過食の人はからだを何度も，普通ではない方法で確かめます。鏡で自分を検証し，計測し，服を着ていない状態を何度も写真を撮ります。さらに，衣服やアクセサリー（例；時計や指輪）のからだへのフィットでからだの大きさを確かめます。また，座ったときに自分の姿を見下ろして，自分のおなかがどのくらい出ているか，どのくらいまで腿が広がるかを確かめています。男性の場合は，肉体美やたくましさ（あるいはその不足）を気にし，それを確かめることに集中するでしょう。このような体型チェックが「第 2 の本能」となり，たとえば，シャワーを浴びているときに何の気なしに骨を触ったり，肉を挟んで体型をチェックしたり，チェックしているのにも気付かないような状態になるでしょう。

　特に問題となるのは鏡です。鏡の前での体型チェックは，信頼性は高いけれども，誤解の可能性もある方法と言えます。我々は鏡の中に見えるものを信じますが，鏡で自分を検証するのは，普通に考えられているより複雑なのです。この点を理解するために，あなたが全身鏡で自分を見たときの，自分のイメージの大きさを思い起こしてみてください。鏡の面に映るあなたの高さと実際の身長と同じ高さですか？　もし違っているならば，高さとはいったい何でしょう？　また，イメージの横幅はどうなっていますか？　答えを明らかにするには，友達に頼んで鏡に映ったあなたの姿の上と下にしるしをつけてもらいます（頭からつま先まで鏡に収まるように鏡から十分離れて立ってください）。そして，上と下の間を測ってみてください。すると，気がついていなかったでしょうが，鏡面に写ったあなたのあらゆる寸法が約半分になっています。あなたは，縮小された自己の姿を鏡の中に見てきたことに何年も気付いていなかったのです。こういった事実を知れば，鏡を見ることは複雑で，鏡を見るときに「舞台裏」でさまざまな精

> 鏡からは非常に信頼できる情報も，誤解を生じる情報も得ています。

神の動きが起こっているとわかるようになります。

　体型チェックについて，強調したい点が三つあります。一つ目は，自分の外見で嫌いな部分をよく確かめることと関係しています。そうすることで，からだへの不満は固定化していきます。二つ目は，体型チェックの方法次第で，気付くものが大きく変わることです。自分をつぶさに見ると，普段は見落とされるような「欠点」が目立って見え，一旦気付いてしまうと，忘れられなくなってしまいます。魅力にあふれる人であっても，自分をまじまじと眺めると欠点は見つかるものです。三つ目は，からだをまじまじと見ると，外見の欠陥が過剰に見えてしまうことです。これは，蜘蛛恐怖症に起こる現象で説明できます。蜘蛛恐怖症の人には蜘蛛が実際よりも大きく見えます。なぜなら，蜘蛛の気色の悪いところばかり見てしまい，全体の状況は見ていないからです。その結果，小ささはそっ

> 太っているところを探そうとすると，いくらでも見つけることができるでしょう。

ちのけで，蜘蛛の細かいところをばかりに目が行きます。同様のことは，鏡で姿をまじまじと見ようとすると起こります。からだのある部分をまじまじと見ると，それは拡大して認識してしまうのです。太っているところを探そうとすると，いくらでも見つけることができるでしょう。なぜならそれは作り出されているからです。

比べてばかり

　比較ばかりするのが，体型チェックの特徴です。過食をする人は繰り返し比べて，自分には魅力がないと結論を出してしまいます。これは，自分の外見はつぶさに観察するのに，ほかの人のことはぱっと見た目で評価するからです。さらに，スリムで見た目のよい人とばかり比べて，そこまでスリムで魅力的ではない人の存在を無視してしまいます。

　摂食障害の人は，しばしば雑誌やインターネットの写真と自分を比べ，その写真が修正されている場合が多いことは無視します。第Ⅱ部で論じますが，現代社会の中で生きていく技術を身につけることが重要になってきます（p.210 参照）。

体型直視回避

　　自分のからだにどれほどうんざりしているか，とても言葉にはできません。見るのも耐えられません。家から鏡をなくしてしまいたいほどです。自分の姿を見たくないので，湯船に入らずシャワーを浴びています。また，３年以上も服を買いに行っていません。

　　電気をつけてシャワーなんて浴びられません。自分のからだが太っているのを見ることになりますから。

　　体型を見るのを避けるのが，体型チェックの対極です。自分のからだを見たり気付いたりしないようにするための行動です。また，ほかの人にからだを見られないようにすることも含まれます。これは，自分のからだの見た目や見た感じへの強い嫌悪感から生じています。また，体型をチェックばかりしているうちに，苦しくなってしまって見ないほうへ切り替わった人が多いです。

　　体型を見ないようにいろいろなやり方が行われます。鏡で自分を見ない，タイトな洋服を着ない，（腕などで）おなかを覆ってしまう，写真を見ないなどがあります。体型への過剰な恐怖心が再検討されることなく固定されてしまいますので，問題であり，苦痛が続くことになります。

　　極端になると，日常生活への影響も深刻になります。ある程度以上になると，服を選ぶこと，泳ぎに行くこと，人前での上着の着替えができなくなります。もっと深刻になると，性生活だけではなく，触れられたり見られたりするのを嫌がるあまり，あらゆる身体的接触ができなくなります。このような人に，外見に問題はないと言ってあげても，安心させることができないばかりか，反対にネガティブに解釈されることさえあります。

　　稀に体型チェックとからだを見ることの回避を両方することがあります。この場合，からだの特定の部分をチェックして，ほかの部分は見ないようにして，そして確認したり見ないようにしたりを行ったり来たりの状態となります。

太っていると感じる

　体型，体重に囚_{とら}われる結果として，太っていると感じてしまいます。もちろん，多くの女性と一部の男性は太っているように感じていますが，摂食障害の人では，ずっと激しく頻繁に感じています。このことが重要なのは，摂食障害の人にとって太っていると感じることは現実に「太っている」ことは同じことになってしまい，ダイエットが加速されてしまうからです。

> 太っていると感じるのは，不快な感情やからだの感覚を誤って認識することから生じます。

　太っていると感じるのも病気の一部ですが，それについて，ほとんど何も議論されてきませんでした。注目すべきは，どの程度，太っていると感じるかは毎日，そして1日の内でも強まったり弱まったり変動を繰り返すということです。これは，体型や体重への囚_{とら}われが，現実に体型や体重がそうであるかのごとく一定しているのと大きく異なります。

　太っていると感じるのは，不快な感情やからだの感覚を誤って認識することから生じます。気分の落ち込み，寂しさ，愛されていない，満腹さ，月経前，二日酔いだと感じることによります。なぜ，こうした誤った認識が生じるのか定かではありませんが，体型への先入観に長い間，深く囚_{とら}われてしまっているために生じてきているのは確かです。

　太っていると感じるのが頻繁で強く苦痛を引き起こしていれば，治療の中で取り組まなければなりません。これも，第Ⅱ部のセルフヘルプ（自助）プログラムの一つです。

その他の心理的，社会的問題

　食の問題は，私の人生すべてを支配しています。気分の波が激しいせいで，友人関係はだめになりました。親はすぐそばにいますが，私のことを何も理解してくれないので，まったく会話がありません。自信がほとんど持てない状態です。ひどく落ち込み，不安です。人と顔を合わせることができません。

　私の生活は食べもの中心です。その結果，仕事にまったく集中できません。私の問題のせいで家族は口げんかとなりました。家族や友人と食事をまったく楽しめません。内向的になってひきこもり，自信や自尊心をまったくなくしてしまいました。外に出たくありません。自分のことが大嫌いです。

　食べるのにとても時間がかかり，あらゆることに遅れてしまいます……。単に食べることだけではなく，食べものを買ったり，包装をほどいたり，片付けをしたり，あらゆることに時間がかかるのです。

　過食のある人は気がついているでしょうが，過食によって生活の質は損なわれます。とても落ち込み，意気消沈するでしょう。意志の力がないことを恥ずかしく思い，秘密や偽りがあることに罪悪感を持ちます。自己批判的になってしまいます。絶望し，死ぬことを考えるかもしれません。また，皮膚を切るなど，繰り返し自傷する人もいます。これは，自己懲罰と，緊張を和らげる両方の作用があります。イライラもよく見られます。

　抑うつ的な感覚が深刻になることもあります。一般的に，それは過食によって生じる二次的なもので，一度，食のコントロールが回復すれば，うつも解消されます。しかし，人によっては，本当にうつ病になります。抑うつ気分が長く続き，心の活力に欠き，死や死ぬことを考え，なんでもないことに涙もろくなり，人付き合いからひきこもることなどが特徴的です。こういった特徴がいくつか，またはすべてあるならば，うつ病は深刻ですがちゃんと治療ができるので，専門医を受診することが大切です。

　過食の人は不安にもなりやすく，性格的な部分もありますが，心配が加速させられるような状況では特にひどくなります。たとえば，食べることに関わるような社交の機会を特に避ける人がいます。すると，親しい友達の結婚式や親の誕生日パーティーに出席できないことになり，摂食障害の当人と，その友人，家族の両方が傷つきます。からだを少しでも晒すイベントや状況，水泳，パーティー，ビーチでの休暇も避けます。

　いき過ぎた飲酒も珍しくありません。大量に飲むのが習慣になっていることも，発作的に大量に飲酒してしまうこともあります。後者は，意に沿わな

い出来事や気分が引き金になって起こります。少数ですが，向精神薬を乱用する人もいます。

　過食の人の性格的な特徴は二つあります。一つ目は自己評価の低さです。自分が不適格とか，価値がないという思いが一般的です。それらは2次性のうつや，うつ病の症状でもありますが，摂食障害がよくなると改善されます。一方で，発症前からある，性格的な側面であることもあります。人によっては，その気持ちは子どもの頃からのものだと言います。

　もう一つは，完璧主義です。過食の人の多くは，自分自身にむやみに高い水準を要求します。人生のほとんどの側面が完璧主義の影響を受けていますが，特に明らかなのがダイエット目標です。このような性格にはよい側面もあり，完全主義者が仕事やその他の重要なことで際立った成果を出すこともあります。重要なのは，目標が現実的なものかどうかです。もし現実的であれば，何の問題もありません。しかし，そうでないならば，ほかの人からすると高い目標を達成できていたとしても，その人自身は「失敗」体験を繰り返すことになるのです。このような「失敗」によって，自己評価が低い場合は特にですが，傷ついていきます。事実，自己評価の低さと完璧主義の両方があることは，過食をする人，特に神経性過食症，神経性拒食症，非定型の摂食障害にとって珍しいことではなく（第2章p.33参照），これによってさらに問題が起こることになるのです（第6章参照）。

　最悪なことに，過食は生活のあらゆるところに影響を及ぼします。容赦がありません。過食に膨大な時間と労力が取られ，ほかのことがほとんどできなくなり，家族や友人との関係も続かなくなります。うつ病と同様に，一旦，過食が解決すれば，一度にすべてがよくなるわけではないにしろ，ほとんどの対人関係はずいぶんよくなります。治療する側にとって大変な喜びなのは過食の問題と戦っている人を援助することで過食がよくなるにつれ，その人の本当の性格が徐々に現れてくるのを見ることです。抑うつ，緊張，焦燥が徐々に消え，対人関係が改善されるにつれて，本当の心が甦ってくるのです。

第5章
からだに悪い

　第4章でご紹介したように，過食をかかえているとさまざまな問題が生じてきます。過食によって，普通の生活，幸せが悲惨なものになっていきますし，自分自身だけでなく，家族や友達との関係も悪くなってしまいます。

　過食はからだに悪いものです。過食そのものがからだに悪いですし，体重を上げないでおこうとすることもよくありません。そのほとんどは元に戻せますが，戻せないものもあります。初めは大丈夫と放っておくと，どんどん悪くなっていくことが多いのです。体重のことについて多くの方が誤解していますので，まず，本当はどうなのかをお話ししましょう。

体重の真実

　第4章でお話しした通り，過食の問題を持つ人たちのほとんどは体重と体型について大変気にし過ぎています。にもかかわらず，体重に対する誤った自らの理解を重視しています。体重と体重の変動に関する重要な事実をお示しします。

　私たちはほとんど水からできています：体重の約60％が水なのです（成人の場合）。仮に体重が160ポンド（72キロ）だとすると，約100ポンド（43キロ）分は水からできているのです。

　体重は1日のうちでも日によっても変動します：短期間に体重が上下するのは（1から3ポンド，0.5から1.5キロの範囲），ほとんどは水の出し入れです。からだは主に水からできているので，水のほんの小さな出し入れも，

囲み6　騎手が「体重を合わせる」

　競技によっては，出場条件として，期限までに，一定の体重以下であることが必要なものがあります。これが「体重を合わせる」ということです。

　騎手は，だいたい120ポンド（54キロ，これには服，靴，ヘルメット，そして鋲の重さも含みます）が基準です。その体重以下にしなければならないプレッシャーがあり，レース期間中不健康な体重コントロールを行う騎手もいます。自己誘発性嘔吐，「サウナ」，その他の脱水になってしまう方法を使うのです。

　コツーナらが20人の騎手を面接調査したところ，レース期間中の彼らのBMI（p.31参照）は著しい低体重である17から21.4でした。レース期間中（体重調整しなければいけない期間）には平均2.5ポンド体重を減らしていました。5ポンドも減した騎手もいました。体重減少はすべて水の喪失によるもので，水の出し入れの体重への影響の大きさが明らかになりました。

参照元：Cotugna, N., Snider, O. S., & Windish, J. (2011). Nutrition assessment of horse-racing athletes. Journal of Community Health, 36, 261-264.

体重に影響します。体重を合わせる必要があるスポーツをしている人は，これを利用します（囲み6参照）。過食したり，下剤や利尿剤を乱用すると水分量が大きく変わり，その結果，体重も変動するのです。

　短期間の体重の上下と脂肪の量は別物です：このように，短期間の体重の上下は，ほとんどが水の出し入れです。体重を測るときには，このことをしっかりと覚えておきましょう。第Ⅱ部（p.168）のセルフヘルププログラムで，体重計で測った数字をどうとらえたらよいのか，詳しく説明します。

ダイエットと体重減少の真実

　過食の人の多くはダイエットにも関心があります。食べものや栄養の記事を熱心に読んでいて，そのような詳しい知識を持っていると思っています。しかし現実には，ほとんどの方がそうではありません。知識を持った患者さんもいますが，何年も信頼できない，つじつまの合わない情報にのめり込んでしまって，間違った見方をしている方がほとんどです。ダイエットと体重減少に関する重要な事実を見ていきましょう。

「健康的なダイエット」は，人，それぞれです：健康的なダイエットというのは，栄養必要量を満たしており，かつからだの健康状態を最適化するものです。栄養必要量は年齢や生活環境によって異なります。なのでそれによって「健康的なダイエット」は，人，それぞれです。大多数の成人にとって，そして中年や老年の人にとって特に最適なダイエットは体重を減少させ，心臓疾患，がんのリスクを最小化するものです。しかし，妊娠中あるいは授乳中の女性にはそれに合ったダイエットをお勧めします。糖尿病などの問題がある人にとってはそれに合った適切なダイエットがあります。健康的なダイエットというのは，場合によって大きく異なります。

体重を減らすダイエットは健康的なものではありません：体重を減らすダイエットは体重を減らすためのものです。健康的なものではまったくありません。もっとも体重が重すぎる場合には，健康的な体重にするのに役立ちます（p.227 の付録Ⅱを参照）。

体重を減らすダイエットはエネルギー不足をもたらすように考えられています。飲食による摂取エネルギー（カロリー）を，活動したりからだを動かしたりするのに必要なエネルギー以下とすることです。エネルギー不足がしばらく続けば，体重が減ります。

体重を減らすダイエットは，体重が多すぎる人や肥満の人のためのものです：体重が多すぎるのでなければ，体重を減らすダイエットは健康に悪いことです。もし過度に低体重になることを目標にしているのなら（BMI18.5 以下など。第Ⅱ部の p.126 参照），考え直してください。説明しましたように，低体重は逆に健康を損ない，心理的，社会的にも非常な悪影響を及ぼします。

体重を減らすためのダイエットは流行に支配されています：ある年に「よい」とされたものが，次には「ダメ」になるのです。たとえば 1960 年代と 1970 年代は炭水化物が「悪い」ものだったため，避けられていました。でも 1980 年代，1990 年代では脂肪が悪玉となり，炭水化物は OK となりました。2000 年代になると再び炭水化物が敵となっています。こういうことが続くのです。もしも体重を継続的に減らし続けられる方法があれば，そんな流行なんか一蹴してしまうでしょうに。イギリスの国立衛生研究所のウェブサイト www.win.niddk.nih.gov/publications/myths.htm には，体重を減らす

ことと栄養についてのよくある神話や誤解があげられています。

体重を減らすことと体重を維持することはまったくの別物：体重を減らすダイエットは長くは続かないようにできているものです。なぜなら栄養必要量に見合わないからです。現実に，ある一定期間以上，体重を減らすダイエットを続けることは有害です。

体重を減らすダイエットは，実際には4，5カ月以上続けられません。その後が肝心です。「あきらめて」しまって元の食事に戻り，体重も元に戻ります。もし体重を減ったままにしておきたければ，体重を減らす計画から，体重を維持する計画に変更する必要があるのです。多くの体重を減らすプログラムはこのことを忘れてしまっています。だから体重が戻ってしまいます。

健康的なダイエットでは，多様な食べものを摂ります：そして水を多く飲むべきです。ほどほどに，しかしまったく摂らないのもだめなのが塩，砂糖，そして2種類の脂肪，飽和脂肪とトランス脂肪です。これらの脂肪は心臓血管の疾患リスクを増加させるからです。飽和脂肪は主に赤身の肉や乳製品に入っており，トランス脂肪はマーガリンや揚げもの，そして市販で売られている加熱食品に含まれています。しかし脂肪はこれらだけではありません。よく忘れられているのは，「不飽和脂肪」（魚，魚介類，ナッツ，そしてオリーブオイルに入っている）が心疾患のリスクを減少させることです。

「健康的食事指針を守るというのは実際の食事ではどうするの？　何を食べるべきなのかしら？」と思ったことがあるでしょう。

さまざまな種類の食べものを摂ることが健康的なダイエットであることを教育するのに，「食事指針ピラミッド」が使われていました。最近，ピラミッドはお皿に替わりましたが（www.choosemyplate.gov をご覧ください），全体としてはほとんど同じです〈監訳注，日本では厚労省，農水省が共同策定した「食事バランスガイド」。「コマ」を模している（図14）〉。

食事量に対する誤解はひどいものです。1日1500カロリー以上は食べるべきでないという患者さんがよくいる一方，1日2500カロリー摂るべきと言う人もよくいます。カロリー計算が正確かどうか気になってしまうので計算は絶対に勧めませんが，おおよそ正しい範囲の量を摂取することは大切です。表6にライフスタイルに合わせた成人必要カロリーを示しています。

表5 身体活動レベル別に見た活動内容と活動時間の代表例

身体活動レベル[1]	低い（Ⅰ）	ふつう（Ⅱ）	高い（Ⅲ）
	1.50 （1.40 〜 1.60）	1.75 （1.60 〜 1.90）	2.00 （1.90 〜 2.20）
日常生活の内容[2]	生活の大部分が座位で，静的な活動が中心の場合	座位中心の仕事だが，職場内での移動や立位での作業・接客等，通勤・買い物での歩行，家事，軽いスポーツ，のいずれかを含む場合	移動や立位の多い仕事への従事者，あるいは，スポーツ等余暇における活発な運動習慣を持っている場合
中程度の強度（3.0 〜 5.9 メッツ）の身体活動の1日当たりの合計時間（時間／日）[3]	1.65	2.06	2.53
仕事での1日当たりの合計歩行時間（時間／日）[3]	0.25	0.54	1.00

[1] 代表値。（ ）内はおよその範囲。
[2] Black, et al.[172]，Ishikawa-Takata, et al.[88] を参考に，身体活動レベル（PAL）に及ぼす仕事時間中の労作の影響が大きいことを考慮して作成。
[3] Ishikawa-Takata, et al.[175] による。
厚生労働省「日本人の食事摂取基準（2020年版）」（https://www.mhlw.go.jp/content/10904750/000586553.pdf）p.76 より表のみ抜粋，兵庫医科大学病院臨床栄養部の堀江翔先生より提供。

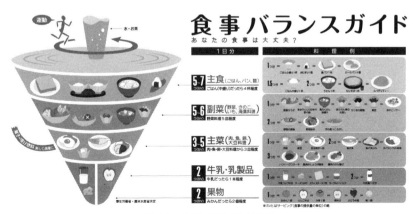

図14 食事バランスガイド

厚生労働省「食事バランスガイド」について（https://www.mhlw.go.jp/bunya/kenkou/eiyou-syokuji.html）

表6　推定エネルギー必要量（kcal／日）

性別	男性			女性		
身体活動レベル[1]	Ⅰ	Ⅱ	Ⅲ	Ⅰ	Ⅱ	Ⅲ
0〜5（月）	−	550	−	−	500	−
6〜8（月）	−	650	−	−	600	−
9〜11（月）	−	700	−	−	650	−
1〜2（歳）	−	950	−	−	900	−
3〜5（歳）	−	1,300	−	−	1,250	−
6〜7（歳）	1,350	1,550	1,750	1,250	1,450	1,650
8〜9（歳）	1,600	1,850	2,100	1,500	1,700	1,900
10〜11（歳）	1,950	2,250	2,500	1,850	2,100	2,350
12〜14（歳）	2,300	2,600	2,900	2,150	2,400	2,700
15〜17（歳）	2,500	2,800	3,150	2,050	2,300	2,550
18〜29（歳）	2,300	2,650	3,050	1,700	2,000	2,300
30〜49（歳）	2,300	2,700	3,050	1,750	2,050	2,350
50〜64（歳）	2,200	2,600	2,950	1,650	1,950	2,250
65〜74（歳）	2,500	2,400	2,750	1,550	1,850	2,100
75 以上（歳）[2]	1,800	2,100	−	1,400	1,650	−
妊婦（付加量）[3] 初期				+50	+50	+50
中期				+250	+250	+250
後期				+450	+450	+450
授乳期（付加量）				+350	+350	+350

[1]　身体活動レベルは，低い，ふつう，高いの三つのレベルとして，それぞれⅠ，Ⅱ，Ⅲで示した。
[2]　レベルⅡは自立している者，レベルⅠは自宅にいてほとんど外出しない者に相当する。レベル
　　Ⅰは高齢者施設で自立に近い状態で過ごしている者にも適用できる値である。
[3]　妊婦個々の体格や妊娠中の体重増加量及び胎児の発育状況の評価を行うことが必要である。
注1：活用に当たっては，食事摂取状況のアセスメント，体重及び BMI の把握を行い，エネルギー
　　　の過不足は，体重の変化または BMI を用いて評価すること。
注2：身体活動レベルⅠの場合，少ないエネルギー消費量に見合った少ないエネルギー摂取量を維
　　　持することになるため，健康の保持・増進の観点からは，身体活動量を増加させる必要がある。
厚生労働省「日本人の食事摂取基準（2020 年版）」（https://www.mhlw.go.jp/content/10904750/
000586553.pdf）p.84 より抜粋，兵庫医科大学病院臨床栄養部の堀江翔先生より提供。

ビタミンとミネラルは食べものから摂るのがいちばんです：余分なビタミ
ンを大量に摂取したり，薬やドリンクでビタミンを摂るのは，専門家（主治医）
にそうするようアドバイスされた場合を除けば，よくないことです。そうし
てしまうと，大変なことになります（www.ods.od.nih.gov をご覧ください）。

　完璧な健康に完璧な食べ方は必要ありません：これはどう正確に食べるか
悩んでいる人へのマルシア・ヘーリン（ダートマス大学摂食障害部門）の言
葉です。完璧な必要はありません。健康的食事指針には，単に指針なのだと

書いてあります。指針には柔軟にあるべきです。生活が指針に支配されるような ことがあってはなりません。

過食はからだに悪い

胃への悪影響

　文字通り，はち切れそうになって食べられなくなって，やっと止まります。過食すると，胃が限界まで膨張しているので痛み，動くことすらできません。気分が悪く，特にひどい過食をすると，息をするのも難しく，苦痛です。

　過食のからだへのすぐの悪影響は少ないのですが，はち切れそうな感覚が残ることが多く，ときには強烈で苦痛なものとなります。表7に示すように，神経性過食症ではむちゃ食い症よりも過食によってはち切れそうに感じがちです。この違いは食べるスピードの違いによります。

　お腹いっぱいになるまで食べると，ときに息が苦しくなります。これは胃が膨張して横隔膜を押し上げるからです。ごく稀に，胃壁が延びて損傷し，裂けてしまいます。これは生命にかかわる緊急事態です。腹痛がひどかったら，過食をやめないといけません。そして痛みがひどいようでしたら，助けを呼んでください。

過食と体重

　過食と体重の関係は単純ではありません。神経性過食症でもむちゃ食い症でも，頻繁に過食します。しかし前者の体重は標準範囲内ですが，後者の体重は肥満傾向にあります（第2章参照）。なぜでしょう？　これは過食以外の食べ方によります。神経性過食症の人では，常に極端なダイエットをしていて，過食のときだけそれが中断されることを紹介しました。むちゃ食い症では常に食べ過ぎな上に過食をしてしまうのです。だから神経性過食症では体重が増え過ぎないけれど，むちゃ食い症では体重が増え過ぎてしまうのは驚くことではないのです。

　治療に成功すると体重はどうなるのでしょうか？　むちゃ食い症の人の場

表7　過食の後どのぐらい満腹だと感じるか

神経性過食症

7%	満腹だと感じない
7%	少し不快に感じる（過食によって膨張した感じがする）
60%	ある程度不快に感じる（膨張しているが，痛みはない）
26%	膨張によってかなり痛いため，食べ続けられなくなる

むちゃ食い症

17%	満腹だと感じない
32%	少し不快に感じる（過食によって膨張した感じがする）
47%	ある程度不快に感じる（膨張しているが，痛みはない）
4%	膨張によってかなり痛いため，食べ続けられなくなる

合，過食をやめても体重にはほとんど影響はありません。普段の食べ過ぎの結果，体重が増えているからです。また神経性過食症でも治療が成功しても体重は変わりませんが，図式は異なります。神経性過食症の治療では，過食と極端なダイエットの組み合わせの両方をターゲットにしているので，その結果，体重への効果が相殺されます。私たちのオックスフォードでの治療研究結果を紹介します。神経性過食症から完全に回復しても，体重の変化がまったくありませんでした。治療前は平均 137 ポンド（62 キロ）で，16 カ月の治療の後は 134 ポンド（61 キロ）でした。これらの数字はあくまで，体重が減った人もいれば，増えた人もいることを断っておきます。

　神経性やせ症の場合はどうでしょう？　神経性やせ症の過食は頻度が少なく，少量で「主観的な」もので（客観的には少量。第 1 章の p.18 を参照），体重にはほとんど影響がありません。過食が頻繁で大量となると体重が増加し，摂食障害の診断も神経性やせ症から神経性過食症に変わります（これについてはもう一度第 2 章をご覧ください）。

ダイエットはからだに悪い

　ダイエットは，第 4 章で紹介したこころへの悪影響に加えて，からだにもよくありません。たとえば，体重の増加と減少のサイクルを繰り返すと（体

囲み 7　マネキンには月経があるのでしょうか？

　ヘルシンキとフィンランドの研究者が，1920 年代以降のマネキンの身長などを測定しました。そして，もしマネキンが人間の女性だったら体脂肪が何パーセントかを計算しました。1950 年代以前までは，体脂肪量はおおよそ健康的な範囲でした。しかし，その後，体脂肪は一貫して減っていっています。女性が現代のマネキンのような体型になると，月経がなくなるであろうとのことです。

参照元：Rintala, M., & Mustajoki, P. (1992). Could mannequins menstruate? British Medical Journal, 305, 1575-1576.

重の循環）——ヨーヨーダイエットと呼ばれたりします——，からだの組成と代謝が変わってしまい，体重を減らそうとしても減りにくくなってしまいます。

　ダイエットは月経にも影響します，規則正しい月経のためには，ある量の体脂肪が必要だからです。ほぼすべての神経性やせ症の女性は無月経です（囲み 7）。体脂肪量が十分であっても，ダイエット，不規則な食事，過度の運動のどれもが月経に影響を及ぼすのです。そのメカニズムははっきりとわかってはいないのですが，神経性過食症の約半数，むちゃ食い症の女性の約 4 分の 1 は月経不順です。

吐くのはからだに悪い

　第 4 章でお話しした通り，神経性過食症では自己誘発性嘔吐を伴うのが普通です。過食を伴う神経性やせ症の人や非定型摂食障害の人でも自己誘発性嘔吐をするのは普通です。繰り返しの自己誘発性嘔吐は，当然，種々の面でからだによくありません。頻繁に嘔吐する人では当然ですが，ときどき嘔吐する人でも悪影響があります。説明する通り，それらは，非常に深刻なものとなり得るものです。

　歯へのダメージ：長期間嘔吐を繰り返していると，歯が傷つきます。嘔吐によって，主に前歯の表面のエナメル質が次第に腐食してきます。詰めもの

は腐食しないので，エナメル質から突出してきて，歯医者はこの種の腐食をすぐに見つけて，その原因を容易に推定できます。この腐食は治りませんが進行は止められます。つまり，嘔吐をやめれば進行は止まります。嘔吐の後に口をゆすぐ行動は，腐食を妨げるよりはむしろ，促進させてしまいます。

唾液腺の膨張：口の周囲には唾液を作る腺があります。自己誘発性嘔吐をしていると，徐々にこれらの腺が腫れてきます。腫れても痛まず，唾液量が増えます。いちばん腫れるのは耳下腺（おたふくかぜのときに腫れます）で，顔がいくらか丸く，ふっくらして見えるようになります。耳下腺が腫れると，自分の顔が「太った」と思い，からだ全体も太ったと勘違いします。自然と体型・体重をより気にするようになり，摂食問題が終わらなくなっていきます。唾液腺の膨張は治せます。食習慣が改善するにつれて徐々によくなります。

喉へのダメージ：第4章で述べたように，多くの人は咽頭反射を人工的に刺激することで嘔吐を行っています。これは困難なことで，長時間，力を加え続けなければなりません。その結果，喉の奥の表皮が損傷し，炎症を起こしてしまうことがあります。そのため，繰り返し喉が痛み，声がかれたりすることが珍しくありません。

食道へのダメージ：非常に稀ですが，激しい嘔吐によって食道の壁，つまり口から胃を通るチューブが破れることがありあます。稀ですが，食道が破裂する危険性があるのです。これは救急受診が必要な緊急事態です。嘔吐のときに大量に鮮血が出たら，必ずすぐに医学的な助言を受けてください。

手へのダメージ：ほかの自己誘発性嘔吐による物理的ダメージとして，咽頭反射のために指を使い傷つけてしまうことがあります。手の指関節の皮膚を傷つけます。まず手に擦り傷ができ，ときに瘢痕化します。手を歯にこすりつけるために，傷ついてしまうのです。これは医学書に「ラッセルサイン」と載っている非常に特徴的なものです。昔，ジェラルド・ラッセル（p.29）が神経性過食症のこの特徴を最初に記載したからです。

体液と電解質の不均衡：頻繁に嘔吐をすると生理学に深刻な悪影響を及ぼします。特に深刻なのは，食べものがまったく残らないように繰り返し水を飲んで吐いて胃を「洗浄」することです。先に述べたように（p.72），嘔吐を繰り返すと水分量，電解質（カリウム，ナトリウムなど）を狂わせます。最も心配な電解質異常は低カリウム血症（低カリウム）で，深刻な不整脈が引き起こされる危険があります。もし不整脈が起きたら，内科を受診してください。

　体液，電解質異常の症状として，喉の渇き，めまい，足や腕のむくみ，衰弱や倦怠感，筋肉のけいれん，けいれん発作まで起こり得ます。神経性過食症のほぼ半数の方に何らかの体液と電解質の異常が認められますが，ほとんどの場合，自覚症状がなく，程度も軽度です。ほかの原因でもこれらの症状が生じる可能性があり，必ずしも潜在的な体液と電解質の異常を示すものではありません。

　電解質異常は治ります。嘔吐をやめればすぐに治ります。稀に治療が必要なこともありますが，そのときは医師の指示に従ってください。決して自分でなんとかしようとしてはいけません。

　少数ですが，何かの化学作用によって自己誘発性嘔吐をする人もいます。たとえば塩水を飲んで，気分が悪くなるようにします。これは電解質異常の原因となるので，特にお勧めできません。また催吐薬を使って嘔吐をする人もいますが，使っているうちに中毒になり得るので，非常に危険です（監訳注：日本では発売されておらず，アメリカでも 2003 年に販売中止となった）。

下剤乱用はからだに悪い

　第4章で説明しましたように，自己誘発性嘔吐より稀ですが，過食する人は体型・体重を維持するために下剤を使うことがあります。神経性過食症と，神経性やせ症の人が主です。一度に 50 から 100 錠もの大量の下剤を飲む人もいます。

　いくら大量に下剤を飲んでも，カロリー吸収はほとんど変わりません。下剤は腸の下の方に作用しますが，カロリーは腸の上の方で吸収されるから

> 下剤はカロリーの吸収に
> ほとんど関係しません。

です。下剤によって水様便となり，脱水によって一時的に体重が下がります（体重の約60％が水分であることを思い出してください）。しかし，からだが水分を補填し，失った体重をすぐに取り戻すので，この体重低下は長続きしません。にもかかわらず神経性過食症の人は，下剤で体重低下できたことにはまり，明らかにカロリー吸収を妨げたと信じ込んでしまいます。

　自己誘発性嘔吐と同じで，下剤の乱用によって体液と電解質の異常が起こり，先に述べたような種々の症状が出てきます。嘔吐と下剤乱用を両方する人は特に危険です。長期間大量に下剤を飲んでいると，腸に取り返しのつかない損傷を与えます。しかし，一般的に，からだへの悪影響は可逆的なのです。

　下剤をしばらく常用していた人が急に下剤をやめると，1週間ぐらい体液（水分）がたまります。その結果，一時的に体重が増加して苦しんで，また下剤を飲むことになってしまうのです。体重増加は脂肪ではなく水分が戻ることによって起きること，長くても1週間で増えた体重は戻ることを頭に入れておくことが大切です。

利尿剤の乱用はからだに悪い

　体型と体重を変えようとして利尿剤を飲む人もいます（監訳注：米国では市販されていますが日本では処方箋がないと購入できません）。これはまったく意味のない行為です。なぜなら利尿剤はカロリー吸収にはまったく影響を及ぼさないからです。下剤と同じく，水分が失われますが，これは利尿剤によって過剰に尿が作られるためです。その結果，一時的に体重が下がります。大量に利尿剤を飲むと，体液と電解質の異常が起こり，前述したように危険なのです。でも，これは可逆的です。下剤と同じく利尿剤を使っていても，使用をやめるとすぐに水が補填されます。

過度な運動はからだに悪い

　第 4 章で紹介したように，過食の問題を持つ人は，体型と体重のために，過剰に運動することがあります。普通の運動ならばからだに特に悪い影響を及ぼしませんが，過度な運動によって極端な低体重になることがあり（下記参照），オーバーユース症候群になることもあります。ある種の運動（たとえば乗馬）は，骨折のリスクが大きいので，神経性やせ症の人には特に危険です。

体重不足はからだに悪い

　低体重はからだの健康に多大な悪影響を及ぼします。どのような悪影響があるかは，何をどれぐらい食べなかったかによります。

　脳：低体重の人は，体重が低すぎると脳の構造と機能の両方に悪影響があることを見過ごしています。まず構造的に，神経性やせ症の人では脳の灰白質と白質の両方が著しく縮んでいます。ダイエットは脳だけを特別扱いしてくれません，確実に侵します。脳の機能として，脳はかなりの量のエネルギー（つまりカロリー）を必要としますが，食べていないと不足してしまいます。
　食事不足の影響があることから，神経性やせ症の人や，食事不足の人では（第 4 章で紹介した）認知や感情の問題がよく認められるのは当然です。これらは体重が回復すれば，元に戻ります。

　血液循環：心臓と血液循環に深刻な影響があります。心筋（心臓の壁）が薄くなって，心臓が弱まります。血圧が下がり，心拍（脈）が減ります。心拍が非常に不規則になる（不整脈）リスクがかなりあり，体液と電解質の異常を伴うと特に危険です。もし脈が不規則になったり，異常に遅くなったら（1 分につき 50 回以下），医師に診てもらってください。

　ホルモン：同じく内分泌機能にも悪影響があり，必須ではないものは休止します。性ホルモンの生産が著しく減り，女性は不妊になります（この章の

後半参照)。性欲求がなくなり，性的な反応が減少します。

　骨：骨の強度が落ちます。これはホルモンの変化や，骨が支えている体重が減って必要性が減ったためや，摂取されるものが減った直接の影響もあります。このために骨粗しょう症や骨折のリスクが上がります。

　消化器官：間違いなく，お腹がすいている感覚がずっと続きます。味覚がおかしくなるので，味付けに大量の香辛料やスパイスを使います。胃腸の動きが遅くなり，また食べものの吸収が最大化します。胃から小腸に食べものが移動するのに時間がかかり，食べものが胃に長くとどまります。低体重の人が，ほとんど食べていないにもかかわらず，張った感じがするのはこのためです。

　筋肉：衰弱します。階段を上がるときや，座っている状態やかがんでいる状態から立とうとするときにはっきりとわかります。

　皮膚と髪の毛：個人差があります。柔らかい毛（産毛）がからだに，特に顔，腹部，背中，腕に生えます。また毛が抜ける場合もあります。皮膚が乾燥し，オレンジ色っぽくなります。

　体温調節：主に体温が低くなります。とても寒がりになることもあります。

　睡眠：睡眠も損なわれます。すっきりした感じがしなくなり，早く目が覚めてしまいます。

不妊，妊娠への悪影響

　食の問題が赤ちゃんとの関係や，育児に悪影響するのではないかと心配しています。子どもは 3 人欲しいけれど，また妊娠したいとは思えません。今度こそ過食のままではいないつもりですが。

　ちゃんと食事していました。妊娠がわかったとき，過食も下剤を使うのもやめました。過食もやめました。健康にいい食べものだけ食べようと必死に努力しました。検診のとき，お医者さんは私のお腹を触り，言いました。「大変申し訳ありません。よく診ましたが，どこに赤ちゃんがいるのかよくわかりません」。冗談だとわかっていましたが，とてもうろたえました。帰って泣きました。何日か何も食べられなくなりました。夫の助けで，再び食べ始めましたが，嘔吐にせずにはいられませんでした。

　食事をコントロールしようとしましたが，とても困難でした。嘔吐したときには大変な罪悪感があり，もし赤ちゃんに悪い影響があったならば，自分を絶対に許せないと思っていました。でもうれしいことに，下剤はやめられました。

　過食の問題に不妊が伴うことがありますが（囲み 8 参照），その理由はよくわかりません。もちろんダイエットや低体重は妊娠に悪影響を及ぼします。しかし過食も妊娠に影響するのかどうかはわかりません。しかし強調しておきたいのは，これらの影響は，摂食の問題がなくなればやがて回復します。
　同様に，過食が妊娠にどのような影響を及ぼすのかについてはよくわかっていません。ほとんどの研究は神経性過食症の人についてのものです。その結果，妊娠がわかれば，一般的に過食は一旦よくなります。胎児をだめにしてはならないという思いが強く，妊娠が過食の強い抑止力となります。自己誘発性嘔吐が減少し，多くの人が下剤乱用をやめます。興味深いことに，普通の妊娠と同様に，食べたい要求が生じることがあります。避けている食べもの（アイスクリームなど）を食べてしまい，結果的にそれが過食の引き金になるのです。

　食事をコントロールしたいとは本当に思っているのに，からだが言うことを聞かないので，コントロールできませんでした。普段は絶対に食べないものが欲しくなりました。ときには食べものに屈服してしまい，とても罪悪感を覚えました。

　妊娠中期に進むと，過食の問題がある女性の多くは，外見と体重へのこだわりから一時的に解放されます。外見と体重にもはや責任が持てないと感じるのです。外見と体重の変化は避けられないのです。食べものをコントロールすることをあきらめ，食べ過ぎるようになります。このため体重が増え過ぎ，妊娠合併症のリスクが高まります。また，それは産後落とさなければならない体重が増えることも意味します。

　　妊娠が進んでも，まだ食べものをコントロールしようとしていました。常にカロリー計算して，1日1500カロリー以下に抑えようとしていました。また毎日運動していました。心の底では赤ちゃんに害を与えるようなことは絶対にしたくないと思いながらも，定期的に過食していました。陣痛が始まった日さえ過食していたのです。

　その一方で，外見と体重を気にし続ける人も少数います。もし妊娠していなかったら，もっと気にしていた人たちです。体型と体重が変化することに怯え，変化と闘うのです。ダイエットをしたり，吐いたり下剤を飲んだりする代わりに激しい運動をしたりします。それで，ちょっとしか体重が増えないか，全然体重が増えないので，生まれてくる赤ちゃんが低体重となることがあります。このことは長期にわたって子どもに悪影響を及ぼす可能性があります（囲み8）。

赤ちゃん誕生後

　　出産後3カ月が経ちました。疲れることなく，週に3，4回ジョギングをして，腹筋を鍛える運動をしました。妊娠前の服を着るために15ポンド落としたいのです。今のところ，ダイエットの試みは失敗しています。家に戻ってきたときは食事のコントロールがうまくできていました。でもだんだんと過食するようになり，それが，再び私の日常生活の一部となったのです。

　子どもが生まれるとすべてが変わります。多くの場合，過食の改善は一時的であり，仕返しのように過食が戻ってくることになります。このことは驚

囲み8　「オランダ飢餓の冬」

　赤ちゃんが生まれた後の発達までが，子宮内環境によってある程度決定されるのです。子宮は，赤ちゃんが生まれてから出会う環境の準備をしてくれているのです。影響が元に戻らず，生涯にわたって影響を及ぼしたりすることもあります。たとえば，成長中の胎児が十分栄養を与えられないと，食べものが乏しい環境に適応した代謝機能と生理機能になってしまいます。赤ちゃんは脂肪を蓄えることに特に優れるようになります。でも，栄養の不足が食糧不足のためではなかったりして，生まれた後の環境が大きく変わると，発達上の変化は長期的に健康に弊害をもたらします。

　「オランダ飢餓の冬」は第2次世界大戦時にオランダで起こった飢饉です。オランダの抵抗に対する報復措置として，オランダに石炭と食料を輸出することが禁止されました。飢饉がいちばんひどいときには，一人あたり1日の摂取カロリーは400〜800まで落ちました。研究によると，妊娠初期にこの飢饉に遭遇した女性から生まれた赤ちゃんは出産時には正常体重であったにもかかわらず，当時妊娠後期だった人や，まったく飢饉を経験していない人に比べ，その赤ちゃんが50歳になったとき，肥満となることが多かったのです。また初期の胎児段階で飢餓に晒された人は，男女とも50歳で冠動脈性心疾患になるリスクが3倍も高かったのです。

参照元：Painter, R. C., Roseboom, T. J., & Bleker, O. P. (2005). Prenatal exposure to the Dutch famine and disease in later life: An overview. Reproductive Toxicology, 20, 345-352.
Ravelli, A. C., van der Meulen, J. H. P., Osmond, C., Barker, D. J. P., & Bleker, O. P. (1999). Obesity at the age of 50 in men and women exposed to famine prenatally. American Journal of Clinical Nutrition, 70, 811-816.
Roseboom, T. J., van der Meulen, J. H. P., Osmond, C., et al. (2000). Coronary heart disease after prenatal exposure to the Dutch famine, 1944-45. Heart, 84, 595-598.

くことではありません。できるだけ早く元の体重に戻りたいと思い，そのためすぐに厳しいダイエットを再開するからです。これが失敗の理由で，すでに述べたように，厳しいダイエットをすれば過食したくなりますし，このストレスの多い時期にはダイエットを続けることが特に難しいからです。多くの人は母乳をあげますので，食べたいという生理的欲求も増えます。抑えようとしますが，ダイエットできなくなり，ほぼすべての人が昔通りの毎日に戻ってしまいます。

第6章

何が過食の原因なの？

　私は17歳のときに過食を始めました。さみしがりで，恥ずかしがりで自信もありませんでした。過食するたびに気分は落ち込み，自分のことが嫌いになっていきました。食べものを次から次へと食べることで，自分を罰していたのです。数カ月間，過食し続けた結果，当然のことながら体重はどんどん増えていきました。自分のことがひどく嫌いなのに，日常生活では「ふつう」のふりをし続けていました。

　状況がよくなると，過食の回数は減りました。しかし，食習慣はひどいままでした。頭の中はいつも食べもののことばかりでしたが，誰にも自分の悩みを打ち明けられませんでした。そして私は自分にも嘘をついていたのです　—　食べたものや，食べてしまったことをすべて否定していました。今振り返ってみると，食べもののことや，いかに自分が太っているかばかり考えて，およそ16年にわたる月日を無駄にしてきました。何年もの間，落ち込んだまま，自分のことを嫌って過ごしてきたのです。

　こうした告白を目にして，なぜ過食の問題は大きくなり，長期にわたって続くのかという二つの疑問が湧き上がります。しかし，こうした疑問への明快，完璧な答えはありません。過食の原因についての私たちの理解はまだ限定的です。

なぜ答えが難しいのか？

多面的である

　過食には心理，社会，そしてからだのすべての側面が関与しています。たとえば，神経性過食症はごく最近になって出現した病気のように見えます（第3章，p.39）。すなわち，環境的側面，それも社会的側面が関与しているようです。しかし，似たような社会環境にあっても，全員が過食を起こすわけではありませんから，別の側面も関与していると考えられます。自己評価の低さや，完璧主義といった心理的側面も関与しています（第4章，p.70）。また，本章では，遺伝的な側面，つまり身体的側面も関与していることを説明します。

過食の発症の仕方はさまざまである

　過食の発症について調べた研究によると，過食に至るにはいくつもの道筋があるようです。

　神経性過食症では，10代にダイエットを始め，摂食の障害が始まることが多いです。本当に体重に問題を生じていたり，そう思い込んでいることに加えて，人生上の困難に対処するのに「自分をコントロールできている」という統制感が役立つこともあります。偶然の体重減少（おそらくは本当の病気によって）が引き金になった場合もあります。どのような理由であれ体重減少が起これば，神経性やせ症が発症し得ます。そして，人によって経過はさまざまですが，食事のコントロールができなくなると過食が発症し，体重は元に戻っていきます。

　むちゃ食い症の発症はまったく違った道筋です。長年食べ過ぎる傾向があり，不幸せさやストレスを感じたときにはその傾向が特に強く，それがあまりに顕著になると，過食を発症してしまいます。しかし，その過食は周期的なもので，過食をしない時期が長く続くこともあります。この点は，神経性過食症とは異なるところです。

　混合型の摂食障害の場合，事態はますます複雑になり，発症までの経過は入り組んでいます（第2章，p.36）。

過食の経過はさまざま

　過食の経過はさまざまです。過食が長くは続かず，再発もしない場合もありますが，やはり再発や再燃するのが一般的です。過食が一度始まると，長年続く場合が多いのです。過食の発症に関与した因子とはまったく別の因子が，問題を持続させています。

　どういった因子が過食を持続させたり，改善させるのか，まだわかっていないことも多いです。第 4 章で，厳格なダイエット，全か無かの思考，体型や体重への囚われについて話しましたが，本章では，人間関係の難しさや，出来事，環境との関連をお話しします。

区別が重要

　過食のように苦しみが長く続いてしまう問題の原因について考えるとき，まず，問題を引き起こす因子と，問題を持続させている因子を区別することが重要です。そこで，原因を二つに分けます。

　1．なぜ過食が発症するのか？
　2．なぜそれは持続するのか？

　この二つの段階，つまり（発症するまでの）発症段階と，（発症後の）持続段階を区別することが必要です。

　このような区別によって，過食の原因を多面的に理解できるだけではなく，実際の治療にも役立ちます。目標が過食発症の阻止ならば，発症段階で過食の発症に作用していた因子を特定し，それがなくなるように働きかけることが課題です。一方，治療成功が目標とするなら，過食を維持させている因子を特定することが課題です。

何が過食の発症に影響しているのか

社会的側面

　第 3 章でお話ししたように，すでに神経性やせ症が出現していた北米，北ヨーロッパ，オーストラリア，ニュージーランドなどの地域で，1970 年代から 80 年代にかけて，神経性過食症が出現しました。これらの地域では，女性がスリムになることがファッションであるとなったため，ダイエットが特に若い女性の間に流行し，むしろダイエットを歓迎する社会的側面が摂食障害の出現に関与しました。ファッションモデルの体型がカギとなっています。イギリスのモデルであるツイッギーのような，**極度の痩せ**が流行した時代とともに，神経性過食症が出現しました。しかし，違う文化では違う因子が関与していました。フィジーの調査で明らかなように，状況は同じではありません（囲み 9 をご覧ください）。

　近年，低体重のファッションモデルがもたらす影響を阻止する動きが出てきています。2006 年，スペインでは BMI が 18 以下のモデルの使用が禁止され，同年にイタリアでは，ファッション業界に対しモデルが摂食障害ではないことを示す医学的な証明が求められるようになりました。2012 年イスラエルでは，BMI が 18.5 以下のモデルは広告やファッションショーへの出演が禁止されました。また，ファッション雑誌の Vogue も，同様の方針を取るようになりました。しかし，不幸なことに，まだそのまま残されているものもあります。一定期間，ある数字以下の低体重が求められるとか（例：騎手など。第 5 章，囲み 6，p.72），外見が重要なバレエダンサー（囲み 10，p.94）などの問題がまだあり，不健康な体重コントロールが促され，摂食障害発症のリスクを高めています。

性（ジェンダー）

　第 3 章でお話しした通り，摂食障害になるのは，むちゃ食い症は別ですが，事実として圧倒的に女性の方が男性より多いです。こうした，男女比の不均衡は，あらゆる文化や民族においても同じです。なぜ女性の方の発症リスクが大きいのでしょうか？　大きな理由の一つに，ダイエットが男性よりも女

囲み9　文化の変化：フィジーでの場合

　1990年代まで，フィジーの島々は，島外からの社会的な影響からほぼ隔てられていました。フィジーの人々は，伝統文化を保ち，食べること，健康的な体型を賞賛していました。しかし，フィジーの伝統文化の中では，自分のからだを受け入れることがなされていました。

　1995年に，西洋文化のテレビ放送がフィジーでも始まると，そのあとすぐ，摂食障害の「爆発的増加」が起こりました。西洋文化の広まりとともに，少女たちは体型に価値を置き，西洋の少女たちと同様に体型への不満が生まれたと考えられます。このような説明はあまりにも単純で，西洋文化とフィジーの価値観の衝突を考慮すべきだ，との主張もあります。当時，フィジー島では，大きな社会的変化が進行し，社会的達成や社会的立ち位置への関心が高まっていました。フィジーの女子学生への面接調査の結果，西洋の女優の痩身は才能，成功を結びつけていました。同時に，肥満への健康上リスクへの懸念から，体型，体重は個人の責任とされるようになりました。このように，複雑に絡み合った種々の側面が関連しています。

Becker,A.E.（2004）.Television, disordered eating and young women in Fiji: Negotiating body image and identity during rapid social change. Culture, Medicine and Psychiatry, 28, 533-559.

性の間で幅広く行われている事実があり，これからお話ししますが，ダイエットによって摂食障害発症リスクが非常に増すのです。

　ここで，疑問が生じます。なぜ，女性は男性よりもダイエットをするのでしょうか？　これには二つの答えが挙げられます。一つ目は，スリムであれという社会的圧力が，特に女性に向けられているということです。二つ目は，女性は自分の価値が外見にあるとしがちなことです。成長の男女差や，西洋社会における女性の役割への葛藤を，どう乗り越えていくかが問題です。

民族と社会階層

　治療を受けている患者から考えると，神経性過食症と神経性やせ症は白色人種の女性に限られているように見えますが，これには偏りがあります。一般人口を対象とした研究によって，ずっと広範囲な人が過食の病気で苦しんでいることが明らかになりました。また，社会階層については，もっと神経性過食症と神経性やせ症は中流，上流階級に多いという偏りがあると報告されてきました。しかし，これも中流，上流階級の患者さんの方が治療を受け

囲み 10 ボディイメージとクラシックバレエ

　細い体に長い脚，長い首，短い胴という「バランシン体型」がバレエ界では理想的とされています。ダンサーであり，教師であり，才能ある振付師であったジョージ＝バランシンが完成させた美学です。バランシンはダンサーたちに「骨が見えていなければならない」「何も食べるな」と言っていたとのことです。これが本当かは別として，バレリーナは，このような体型に近づくようにずっとプレッシャーがかかっています。彼女ら・彼らのキャリアの成功は体型次第だからです。最近，ニューヨークタイムスに載った劇評で，くるみ割り人形のあるダンサーが「金平糖の妖精をそのまま飲み込んだよう」だったと評されています（監訳注：くるみ割り人形，第 3 曲は金平糖の精の踊りである）。ロンドン王立バレエ学校の「栄養方針」は，バレエダンサーを目指す人は摂食障害に陥るリスクがあると認めています。バレエ学校は健全な体重，食事，ボディイメージを促しているとしていますが，痩せへの圧力が完全に取り除かれてはいないと，しぶしぶ認めています。

　バレリーナの平均 BMI は 18.5 前後で，臨床的に低体重に近いことを意味しており，さらに相当数が神経性やせ症とされる BMI です（ある研究では 44.3％です）。また，多くのバレエダンサーが，もっと体重を減らしたいと思い，月経はなくなり，また，体型への不満感は，一般的な少女と神経性やせ症との中間程度であったと研究で示されています。

参照元：Ringham, R., Klump, K., Kaye, W., Stone, D., Libman, S., Stowe, S., &Marcus, M.（2006）. Eating disorder symptomatology among ballet dancers. International Journal of Eating Disorders, 39, 503-508.
Bettle, N., Bettle, O., Neumärker, U., & Neumärker, K.-J.（1998）. Adolescent ballet school students: Their quest for body weight change. Psychopathology, 31, 153-159.

やすいという偏りがあります。

年代，青年期と思春期

　過食は，多くは 10 代か，早期青年期に発症します。この年代の女性の間でダイエットが特に盛んであるという事実があります。二つの圧力の結果，ダイエットに励むことになるようです。一つ目は，前述の通り，女性の方が男性よりも，自分の価値を外見によって決めてしまうところがあるからです。二つ目は，思春期になることで，女性の多くが流行の体型からどんどん外れ始めるからです。

　男性では違います。男性も外見に対する圧力がありますが，男性は思春期

になると自然に希望に合った外見になっていきます。少年が思春期を迎えて,身長は伸び,筋肉がつき,肩幅が広くなっていきます。

　青年期という時期自体も関連します。ご存じのように,ライフサイクルの上で,この時期,成長過程の上で,外見上の変化や,気持ちの揺れ動き,社会からの期待や役割の変化といった,とても大きな挑戦を強いられます。10代の若者の中で,完全主義や自己評価が低いといった,過食に陥りやすいパーソナリティを有すると,この時期にコントロールを失いやすくなります。ダイエットは自分をコントロールできている感覚を取り戻せ,友達からうらやましがられることで達成感をもたらします。ダイエットは自己をコントロールできている以上のものとなります。

　仲間との関係が変化する思春期という時期も重要です。少女は少年に比べて早く成長し,準備が整う前に新たな問題や周囲からの期待に直面する可能性が大きく,情緒面での問題が起こるリスクが高いのです。周囲の仲間より早く体型の変化が起こると,さらに対処が困難となってしまいます。

　この年代特有の状況の変化も関連します。重要な点は,大学に行くために親の家を出ることです。その時期に摂食障害が発症することも稀ではありません。理由は簡単です。親の家から大学への移行がストレスであるのに加えて,10代の若者が生まれて初めて,何をいつ食べるか自分でコントロールすることになるからです。その結果,食べる量が不足していても注意されなかったり,食べ過ぎて体重がぐっと増加したりします。

肥満

　研究によると,神経性過食症を発症した人では子ども時代の肥満の率が高く,その両親も肥満の比率が高く,このことはむちゃ食い症でも同じです。幼少期や10代の頃に太り過ぎの傾向にあると,体型や体重への不安が大きくなり,その結果ダイエットに励んでしまいます。さらに,体重に明らかに問題がある家族がいることで,「肥満」やダイエットに敏感になり,食事を制限し肥満を避けようします。

家族内の摂食の問題と摂食障害

　摂食障害が家族内で引き継がれているのは確かです。近い肉親が摂食障害だと，その人自身が摂食障害になるリスクが高まります。遺伝の関与が疑われ，事実，研究により遺伝的寄与が明らかになっています。まだ何が遺伝するかは明らかになっていません。ある体重になりやすい傾向，ダイエットへの生物学的，心理学的反応特性，ある種の性格特徴など多くの可能性があります。どの遺伝子が関与しているかも定かでなく，「後発的な」過程が関与している可能性もあります。たとえば，ダイエットによって遺伝子の発現が変わってしまう，ということです。

　摂食障害が家族の中で引き継がれていることは必ずしも遺伝的要因によってすべて，あるいは一部が決定されているというわけではありません。環境の影響で家族内に集積するのかもしれません。摂食障害の家族の食習慣，食への態度は研究されてきました。これまでの神経性やせ症の近親者を対象とした研究結果は一致していません。普通ではない摂食態度や行動が高確率であることを明らかにした研究もあれば，そうでない結果もあるのです。

　実臨床では，明らかな「伝染」のケースも珍しくありません。たとえば，母親が自分の娘に一緒にダイエットするよう圧力をかけているなどです（囲み11）。

家族内のほかの精神疾患

　家族内の摂食障害以外の精神障害が，摂食障害の発症に関与している可能性も研究されています。主に神経性やせ症や神経性過食症を対象に行われています。

　精神障害の中で一番研究されているのはうつ病です。うつ病の家族がいると，その家族の娘が摂食障害を発症するリスクが高くなります。どのようなメカニズムなのかはわかっていません。脳内のセロトニンの調整がうまくいっていないなど，共通の生理的要因が考えられる一方で（セロトニンは抑うつと摂食の調整の両方に関係する化学物質です），うつ病の親に子どもが育てられるという環境要因も考えられます。

　そのほかに，精神に作用する物質の乱用（例：アルコールや薬物）についても研究されています。これについては第7章でお話しします。

> **囲み 11　母親，娘，摂食障害**
>
> 　摂食障害の代表的な尺度を用い，母親と娘のグループを，娘の得点に基づいて二つに分けました。高得点と低得点のグループで比較しました。娘の平均年齢は 16 歳で，母親は 43 歳でした。
>
> 　摂食障害を有する娘の母親は比較群に比べて以下の点ではっきりとした違いがありました。
>
> 　1.　母親もまた，障害された食習慣を有すること。
> 　2.　母親は，娘がもっと体重を落とすべきだと考えていること。
> 　3.　母親は娘の外見に批判的であること。
>
> 　この結果は，家族内で摂食障害が引き継がれるのは，多少であれ「伝染」も関係していることを示しています。
>
> ――――――――――
> 参照元：Pike,K.M., & Rodin,J.（1991）. Mothers, daughters, and disordered eating. Journal of Abnormal Psychology, 100, 198-204.

子ども時代の出来事と障害

　過食の患者さんに接している臨床家は，多くの患者さんが幼少期に心の外傷となる出来事を経験していることを実感しています。死，別れ，両親の不和，からだの病気，からかい，性的・身体的虐待，いじめなどが起こり，心がかき乱されてしまっています。しかし，研究によると，過食の患者さんに，ほかの精神障害よりも，そのような出来事の経験が多いわけではありません。そのような出来事の結果，精神障害の発症のリスクは高くなりますが，必ずしも摂食障害とは限りません。

　また，摂食障害発症以前に，何らかの精神障害を有している率が高いことがわかっています。不安症が非常に一般的で，ときに子ども時代にうつ病の既往歴を有しています。

性格特徴

　第 4 章でお話しした通り，過食が発症する人には共通の性格特徴があります。神経性過食症や神経性やせ症を対象とした研究が主で，むちゃ食い症との関連はまだはっきりしていません。

　神経性過食症，神経性やせ症の患者の多くは子ども時代には従順で，実直でした。そして恥ずかしがり屋で一人を好み，ほかの子どもに混ざっていくのが苦手なことが多かったのです。また，強い競争心を抱き，成果を出そうと必死でした。高い基準の目標を自ら定めて，それを達成しようと懸命になっていたのです。以上のような特徴は，神経性やせ症や神経性過食症の自己評価の低さや完璧主義の前駆となる特徴です。

　力動的精神療法を進めていくうちに，こういった特徴が確認されます。パーソナリティや摂食障害研究の先駆者であるUCLAのマイケル・ストローバーは，患者の内的世界を詳細に観察すると，「弱くて，不十分で，月並みだと見られる恐怖に溢れ，余暇を楽しめず，危険や目新しいものに出会うことへのためらい，自分を抑えず好きに行動すること，感情を表現することへの戸惑い，高く純潔な目標に達するためには，衝動や欲望が余計な寄り道のようにしか感じられないこと」などの特徴が見えてくるというのです。さらに，このようなタイプの性格特徴が備わっている人は，思春期の成長に遭うと，予想されていた通り，「絶望的なほどに病む」状態に陥る，と話しています。

　むちゃ食い症を発症する人の性格特徴は，はっきりとしていません。自己主張の問題や，自己評価の低さがよく見られますが，完璧主義は神経性やせ症や，神経性過食症，非定型の摂食障害の方のものです。

ダイエット

　第4章でお話しした通り，過食と厳格なダイエットは関連し，相補的に永続させていく関係です（p.48）。しかも，ダイエットの方が過食を発症させる恐れがあるのです。実際，ダイエットは神経性やせ症と神経性過食症の発症因子であることが明らかとなっています。しかし，むちゃ食い症には当てはまりません。ダイエットをする人の大半は摂食障害になりません。したがって，これまで紹介してきたほかの要因とダイエットが相互に影響し合って発症に至るのでしょう。さらに，ある種の極端なダイエットが，発症の危険性を高めるようです。

結論：一つの要因が原因ではない

　結論すると，過食の問題の要因は一つではありません。危険因子や，発症の仕方はさまざまです。あなたの過食の発症には，種々の多数の要因が絡んでいます。しかし，これからお話ししますが，それらの要因が過食を持続させているわけではありません。

何が過食を永続させているか

　過食が時間経過とともにどう変化し，どのような因子が経過に影響するかの研究の結果，それにかかわる要因は限られていることが知られています。それを図15に示し，これから紹介します。

ダイエットし続けること

　第4章で，ダイエットがさまざまな道筋をたどって過食につながっていくことを紹介しました。ダイエットが「極端」であれば（たとえば，ほとんど何も食べないほど抑えている場合），食べることへの生理的な圧迫も耐えられないほど強くなります。ダイエットが「厳格」であると（非常に高いダイエットの目標を定め，全か無という態度を取り続ける），ダイエットと過食を繰り返し，相補的に永続させていきます。このようにして，ダイエットを

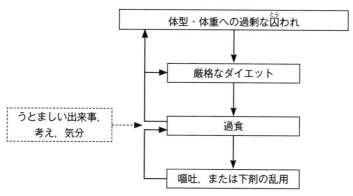

図15　過食を継続させる悪魔の循環

し続けることで過食が継続されます。ですので，多くの治療では，まずダイエットをどう節度あるものに，そしてどう止めていくかが焦点となります。これは特に神経性やせ症，神経性過食症，非定型の摂食障害に当てはまります。一方，むちゃ食い症では，あまりダイエットが見られないので，これは当てはまりません。

　さまざまな要因によってダイエットを続けてしまいますが，それは前述の「（自分を）コントロール」できているという達成感や，外見や体重を気にし過ぎている結果です。前にもお話しした通り，西洋社会がスリム体型を称賛することで不安が強まりました。過去に過体重であった人は，減らした体重が再び戻ってしまうことへの恐怖からダイエットを繰り返し，友人や家族も応援してしまいます。

嘔吐，または下剤の乱用

　両方とも，過食を促進してしまう体重コントロール法ですが，嘔吐や下剤の効果を信用しているので，過食による体重増加への恐れが帳消しにされます。しかし，第4章でお話ししたように，これは信じるに足らないものです。

うとましい気分や考え

　摂食の問題がある人だけではなく，すべての人で，気分と摂食は関連します。しかし，過食の場合は特に複雑で，気分との連動は循環的です。過食は気を紛らわせ，落ち着かせてくれるので，うとましい気分や考えと付き合うことができると考えているからです。悪循環に気がついていないため，過食がそのような考えや感情をなんとかしてくれると思ってしまう人が出てきます。

対人関係，出来事，周囲との関係

　さまざまな出来事や周囲との関係もまた，過食のよくなるか悪くなるかに影響します。特に，対人関係が重要です。たとえば，パートナーと親密かつ受容的な関係を作ることができれば，自己評価は回復し，体型や体重への囚われは改善し，ストレスも感じなくなり，回復が進むと考えられます。対人関係が壊れるとまったく反対の影響が出てきます。

変化を望んでいること

　これまでのお話で，過食の原因を余すことなくお話しできたとは言えません。過食が永続してしまう原因をお話ししてきましたが，一つの重大なこと，変化を望んでいるか，が抜けています。変化をほとんど望んでいない人もかなりいます。過食を受け入れてしまっており，それに合わせて生きています。この場合，過食は何年も，何年もずっと続きます。一方で，変化しよう，心機一転しようとする人もいて，ときに，そう決心すると，助けを借りなくても克服できる人もいます。しかし，残りの人はそうはいきません。

　何がきっかけとなって変化することを決心し，心機一転できるのか，まだ研究されていませんし，今後の課題です。私の願いは，本書がそのようなきっかけを，読んだ人に与えることです。

第7章
過食と嗜癖

　第6章では過食は嗜癖ではないのかということに触れませんでした。コントロールが喪失されたと感じ，過食への衝動，欲求を経験した人からすれば，そのように感じるのも無理はありません。過食を嗜癖とする本を読んだことがあるかもしれません。広く用いられている**強迫的過食（compulsive overeating）**や**食物嗜癖（food addiction）**という言葉がこれに当てはまります。アメリカでの関心は高く，それに基づく治療プログラムが有名です。

　まず過食が嗜癖であるのかが重要です。もし嗜癖でないならば，それを前提とした治療プログラムは不適切です。

　本章では，主に以下の三つのことを議論します。

1. 過食は嗜癖の一つなのか？
2. アルコールや薬物乱用のような本来の嗜癖と過食との間には何らかの関係があるか？
3. 過食の治療上の，どのような意味があるのか？

過食を嗜癖とする理論

　オーバーイーターズ・アノニマス（OA）は，強迫的過食は，身体的，感情的，スピリチュアルの，三重の病であると信じる。我々はこれを嗜癖と考え，アルコール依存や薬物乱用などは中断していることはできるが，治らないとみなしている。

　　　　　　　　　　——オーバーイーターズ・アノニマスの冊子より

　過食を嗜癖の一つとする理論，いわゆる過食の「嗜癖モデル」では，過食とアルコール問題は同様の生理学的基盤を有するとします。過食する人は，特定の食物の誘惑に対する生物学的脆弱性を有するために（典型的には砂糖やデンプン），それらの食物に「嗜癖」してしまいます。自身の摂取量をコントロールすることができず，消費量が次第に増え，これらの食物の「中毒」となります。生物学的脆弱性があるので，問題（または「病気」）は決して治りません。むしろ，受け入れることを学び，自らの生活を順応しなければいけません。

　嗜癖モデルは妥当でしょうか？　ラトガース大学のテレンス・ウィルソンは，今日では，「嗜癖という概念が，安易に不正確に，反復される行動の描写に使われた結果，「敷居が低くなり過ぎている」と強調しています。「性中毒」「テレビ中毒」や「買いもの中毒者」の人もいると言われています。その結果，もはや嗜癖の意味が明確ではありません。いい加減に，何でも含めてしまった結果，ほとんどの人が何かしらに「嗜癖している」という状態です。

> 嗜癖概念の敷居が低くなり過ぎている。

　過食とアルコールや薬物乱用を含む古典的な嗜癖には類似点もあり，多くの人はこれらの類似に注目して，過食の嗜癖モデルを支持しています。アルコール乱用・薬物乱用であろうと，過食であろうと，その人が，

- その行動に没頭する欲望，衝動を有している。
- その行動をコントロールできないと感じている。
- その行動のことばかり考え，囚われている。
- 緊張やうとましい感情を和らげるためにその行動をする。
- その問題の深刻さを否認する。
- その問題を秘密にしておこうとする。
- 有害であるにもかかわらず，その行動に固執する。
- しばしば中断しようと試みるが，失敗する。

　類似は部分的なものです。治療と関連する重要な類似点もありますが（た

とえば，緊張への対処行動であるこ
と），行動が似ている，または，似
た特徴を持っていても，同じとは限
りません。しばしば類似点ばかりを
強調して，違い，つまりそれらへの
理解や治療において重要な違いを無視しています。

似ている，または，似た特徴を持っていても，同じとは限りません。

　過食と物質乱用には重要な三つの違いがあります。

1. **過食では特定の種類の食物を摂るわけではない**：お話しした通り，テ
レンス・ウィルソンは，神経性過食症が嗜癖であるならば，特定の「嗜
癖」食物を優先的に食べるはずであると指摘しています。神経性過食症
でも，むちゃ食い症でも言えます。過食における異常性は，食物の量で
あって，何を食べたのかではありません（第 1 章でお話ししました）。

2. **過食をする人は過食を避けたいと欲している**：過食性障害以外の過食
をする人は，絶えず食べものの摂取を制限しようと，ダイエットしよう
としています。過食が苦痛なのは，過食が食事コントロールの失敗を意
味して，体重増加の危険があるためです。アルコール（または薬物）乱
用にはダイエットに相当する行動はありません。アルコール乱用の人は，
過剰に飲酒している中で，飲酒を避けたいという生物学的な欲求を有し
ていません。実際，嗜癖治療プログラムの最も重要な目標は，嗜癖行動
を行わない決意を教え込むことです。過食では，対照的に，食物の摂取
をコントロールしたいという強い決意をすでに有しています。食事をコ
ントロールしたいという欲求が，反対に過食を永続させていますので，
その欲求が問題となります（第 4 章でお話ししました）。

3. **過食する人は過食を恐れる**：過食では，体型や体重の意味を過度に評
価し，その考え方の結果，ダイエットへの欲求をあおります（第 4 章で
お話ししました）。自己価値が，外見や体重だけによって決定され（第
6 章でお話ししました），厳格なダイエットと結びつき，病気を永続化
させています。一方，アルコール乱用や薬物乱用には，同等の行動があ
りません。食事を制限したいという欲求が，過食を促進させますが，対

　　照的に，アルコール乱用や薬物乱用の場合は，嗜癖を避けたいという欲
　　求の結果として，これらの物質への嗜癖になるわけではありません。

　このように，過食と物質乱用のメカニズムは大きく異なり，治療方法も正
反対です。過食では，自制，セルフコントロールを緩めることが治療の焦点
で，嗜癖では自制を強めることが治療の焦点です。
　一方，むちゃ食い症では，ダイエットに熱心ではなく，ただ過食します。
ダイエットに対する欲求がないか，最小限です。ストレス対処の困難さが重
要です。そのため，むちゃ食い症の過食のメカニズムは，アルコール乱用，
薬物乱用と，似通った部分があります。

過食と物質乱用の関係

　たとえ過食が嗜癖の一種ではないとしても，過食と物質乱用の類似性は，
関連性を示しているのではないでしょうか？　両者は，ある単一の共通の基
礎を有している可能性はないでしょうか？　この疑問に答えるため，この二
つの障害が，同一人または同一家族で，どれぐらいの頻度で，どのような環
境的要因のもと発生するのか研究されてきました。

過食における物質乱用

　過食の嗜癖モデルの擁護者は，過食の人ではアルコール乱用や薬物乱用の
割合が異常に高いとしていますが，真実ではありません。科学的研究の結果，
健常な人よりは高いのですが，ほかの精神障害の人がアルコール乱用や薬物
乱用となる率と同程度でした。

物質乱用における過食

　もし過食と物質乱用が関連するなら，アルコール乱用や薬物乱用の人では
過食の割合が高いはずです。研究結果は「過食における物質乱用」と同様に，
健常者より高いものの，不安症やうつ病といったほかの精神障害と差がなく，
特別な関連性があるわけではないことが示されています。

家族研究

　神経性過食症の肉親では薬物乱用の割合が高いことが研究で報告されています。このことは重要ですが，慎重な解釈が必要です。その割合はほかの精神障害での結果と同等程度でした。つまり，過食と物質乱用が共通の基礎を有するとするものではありませんでした。

二つの障害の時間的関係

　二つの関係を理解するためには，一方の障害が他方の障害を引き起こす傾向があるかどうか，または，逆なのかも重要です。アルコール乱用における摂食障害研究では，摂食障害がアルコール乱用より早く発症していました。これはある種当然です。摂食障害の平均発症年齢は，アルコール問題の発症より早期なのですから。

治療の効果

　もし過食と物質乱用の両方に単一の基礎があるのなら，どちらか一方を治療しても（基礎としてある異常が修正されていない限り），もう一方が引き起こされます。この現象が症状代理形成（symptom substitution）です。この現象が起きるというは証拠なく，（さらに）少なくとも過食を呈する摂食障害患者さんでは生じないという研究結果があります（囲み12, p.108）。

治療上での嗜癖モデルの意義

　目標は，いつの日か強迫的過食を断つことです。私たちは「アルコール」「アルコール乱用」を「食物」や「強迫的過食」に置き換えたアルコホリック・アノニマスの12段階のプログラムに従って，日々の個人的な接触やミーティングを通じてこれを遂げます。
　　　　　　　　　　　　──オーバーイーターズ・アノニマスの冊子より

　過食が嗜癖であるとする根拠がないのに，過食を嗜癖として治療するのは適切でしょうか？　率直な答えは「いいえ」です。嗜癖の治療原則は，最も

囲み12　摂食障害治療中の飲酒量変化

　過食とアルコール問題の両方とも有する場合，治療は順調にいかないとされます。さらに，過食をなくすことでアルコール問題が悪化するのではとの懸念も聞かれます。

　「強化版認知行動療法（CBT-E）」でのデータを分析してみました。149例の摂食障害患者を，一週間のアルコール摂取量が健康的な基準を超えている高摂取群と，健康的な範囲である低摂取群の二群に分けました。低摂取群，高摂取群の摂食障害の重症度は同等でした。

　結果は二点にまとめられます。第一に，両群は，CBT-E にほぼ同等に治療に反応し，アルコール摂取量が多い人は治療がうまくいかないという仮説が否定されました。第二に，CBT-E 治療の焦点ではないにもかかわらず，高摂取群におけるアルコール摂取量は，健康的な範囲まで減少しました。アルコール摂取量が増えた人も少数いましたが，その場合，すべての面であまり改善しておらず，摂食障害の改善が飲酒量増加につながるようなことはありませんでした。つまり，症状代理形成はなかったのです。

―――――――――

参照元：Karacic, M., Wales, J.A., Arcelus, J., Palmer, R. L., Cooper, Z., & Fairburn, C.G.（2011）. Changes in alcohol intake in response to transdiagnostic cognitive behavior therapy for eating disorders. Behavior Research and Therapy, 49, 573-577.

> 嗜癖の治療原則は，最も効果的であると証明されている摂食障害の治療法と完全に食い違っています。

効果的であると証明されている摂食障害の治療法と完全に食い違っています。

　嗜癖モデルによる治療は，アルコホリック・アノニマス（または関連団体）がアルコール問題の人を援助する方法に基づいています。いわゆる「12ステップ」アプローチです。四つの点で，過食の最も有効な治療法，つまり，認知行動療法，CBT と異なっています（第8章で紹介します）。

1. **12ステップアプローチ：この障害は治療法のない病気である**：オーバーイーターズ・アノニマスのメンバー向けの小冊子には，「強迫的過食から回復した人も，病気が進行性であることを知っています。病気は回復せず，悪化していくのです。過食をやめている間にも，病気は進行しています」と書かれています。

CBT アプローチ：多くの人にとって回復は到達可能なものです：神経性過食症や過食性障害を対象とした長期追跡研究によれば，完全回復は可能で，稀ではなく，適切に治療すれば，多数の人が改善されます（第8 章参照）。

2. 12 ステップアプローチ：最も重要なのはすぐに過食をやめることである：12 ステップアプローチでは過食を可能な限り早くやめることが焦点で，集団からやめるようにとの圧力が用いられます。ミーティングでは，参加者が過食をやめているかどうか尋ねられ，褒められます。過食をやめていない人は話す機会が得られず，さらには去ることを求められます。

CBT アプローチ：過食が即座に収まることは理論的でも現実的でもないことを強調します：過食を即座にやめるのは厳し過ぎて，不合理です。きちんと助言し支援されることで多くの人が比較的早期に過食をやめることができますが，できない人も多くいます。到達するのに何週間，何カ月とかかるかもしれません。CBT アプローチでは過食を即座にやめることを目指しません。

3. 12 ステップアプローチ：過食をやめるための主な戦略は，さらなる自制である。つまり，過食の引き金となる（「中毒性のある」）食物を生涯にわたり完全に断つことである：

CBT アプローチ：食物を避けることはやめるべきで，推進されません：前述の通り，特定の食物に中毒性があり，それが過食を引き起こすというのは事実ではありません。臨床的，実験的な研究で，ある種の食物を摂るのを避けることで，過食しやすくなることがわかっています（第4 章参照）。そこで，CBT は食物を避けることより，避けるのをやめることに焦点を当てています。嗜癖モデルでは，そうすることで過食が促進されるとされています。しかし研究結果では正反対であると示されています。

4. 12 ステップアプローチ：コントロールできるか，コントロールできないか。食物は安全か中毒性か。断つか否か：嗜癖を断つアプローチの基礎は，全か無かの思考法です。

CBT アプローチ：白か黒か思考は問題で，変える必要があります：

　たとえば，全か無かという考え方では，症状改善が少しでも後退すれば「小さな過ち」ではなく「再発」とみなしてしまいます。この考え方では，諦める必要がないときに，小さなスリップで諦めさせてしまいます。全か無かの思考は，過食する人に共通していて，第4章でお話ししたように，過食を支えてしまっています。そこで，断つアプローチによって，この思考法を強めるより，むしろ，それを認識させ，逆らうように手助けすることが重要です。

　もちろん，嗜癖の治療にもいろいろあります。いちばんの強みは，長期的で高い水準のサポートや仲間の支えがあることです。わかりやすいメッセージと合わせて，人々を引きつけます。しかし「基本となるもの」に効果がなければいけません。ほかの治療法の効果についてはよく検討されているのに，過食への12ステップアプローチの効果は適切に検討されたことがありません。それらのことは，この本の最終章で述べます。

第 8 章
過食の治療

　過食の問題について何がわかっているのか，どう定義するのか，どのような心理的，社会的，身体的因子が発症に関与し，どういった人が過食の問題に陥りやすいか，研究でわかっている範囲内ですが，今やみなさんに伝わったことと思います。まだわかっていないことが，特に発症の原因についてですが，山ほどあることも心に留めておいてください。ここで，ようやく治療についてよくわかっていることについて述べていきたいと思います。

　本章では，過食の問題の治療について現在わかっていることを紹介します。治療のうち主要なものはこれまでにお話ししてきましたが，抗うつ薬の使用や，特に，CBT と略される認知行動療法という短期精神療法に重点を置きます。それらのアプローチは熱心に研究されてきました。

入院

　過去に過食を治療したにもかかわらず，過食が継続している人にとって浮かぶ疑問は，入院すべきかどうかです。実際，入院は適切なアプローチではありません。臨床経験や研究からも，過食の問題のある人の大半は外来治療でうまくいきます。

　入院は，必要ないだけでなく，逆効果となります。普通，入院するとすぐに過食がなくなるので，摂食障害克服に役に立つように見えますが，実は，病院は慣れた環境ではないので食物が手に入りにくく，日々の生活のストレスから逃れ，プライバシーも守られている特殊な環境であるためなのです。実は過食が単に一時中断しているだけです。退院すると過食は戻ってしまい

ます。

　最善の入院プログラムは，過食になるストレスに耐えられるスキルを身に
つけさせ，退院後の再発を防ぐことです。問題は，病院の環境がそのスキル
を身につけるのに適さないことです。治療者と患者は，入院していない普通
のあるがままの環境で，過食の問題に取り組む必要があります。

　もちろん，入院が適切である場合もあり，それは三つに大別できます。

1. 自殺のリスクがあり，病院での保護が必要な場合。
2. からだの状態が懸念される場合（第5章参照）。
3. 適切な外来治療でも食事の問題が改善しない場合。

　実際には，こうしたケースは全体の5パーセント以下です。しかし，もう
一つ，入院が検討される場合があります。地域での健康管理体制がない国で
は入院治療だけが可能で，それしか保険でカバーされない場合です。このよ
うな状況では入院以外の選択肢がなくなります。

　理由が何であれ，外来治療がよく，入院は予備的なものです。

抗うつ薬とほかの薬物治療

　1982年に発表された，抗うつ薬が神経性過食症など過食の治療に有効で
あるとの2本の論文によって，過食への抗うつ薬治療に関心が向けられるよ
うになりました。そしてそれ以降，数多くの研究が進められ，いろいろなこ
とが明確になりました。

　抗うつ薬服用開始後数週間で，過食の頻度が平均50〜60％減少します。
患者さんは過食欲求が低下すると言います。過食の減少に関連して自己誘発
性嘔吐も少なくなり，気分が改善，摂食をコントロールできる感覚が生じ，
食べものに囚われている状況が減ってきます。効果とうつ病併存の有無は関
係ありませんが，服薬し続けたとしても効果は持続しません。

　また，研究から明らかになったのは，抗うつ薬の食習慣への効果は選択的
であるということです。過食には効果がありますが，ダイエットには効果が

なく，そのままです。ダイエットが継続する結果，抗うつ薬の効果も持続しないのです。

　長期的には抗うつ薬は限定的な効果しかない，ということがわかるにつれ，熱狂は冷めていきます。しかし，うつ病を伴う場合には現在も用いられ，これに対しては非常に効果があります。

　ほかの薬物はどうでしょうか？　リチウムなどの気分安定薬，抗てんかん薬，食欲抑制剤などが検討されましたが，どれも有効ではありません。現段階では，過食治療に適した薬物治療は存在しないと言えます。

認知行動療法

　抗うつ薬とは対照的に，過食の心理療法はかなり効果的であることが研究で確認されています。その中でも効果的なのは CBT で，私がエディンバラで精神科医の研修を受けていたときに開発しました。もとは神経性過食症の治療のためのものでしたが，その後，あらゆる過食の問題に対応するように修正しました。

　CBT は過食の治療に適しています。行動療法的に乱れた食生活に取り組み，認知療法的には体型体重を過剰に評価すること，食事ルール，全か無かの思考といった過食における認知的側面に焦点を当てます。治療の核となる項目を表 8 に示しました。

　CBT では，体系立ったやり方で，個々のニーズに合うよう詳細に介入を計画し過食に対処していきます。初めは，行動療法的，教育的な技法によって食事をコントロールできるようにしていきますが，カギとなるのは規則正しい食事パターンを確立することです。過食に取って代わっていけるかがとても重要です。まだまだ過食しやすさが残っているため，危うい改善です。そこで，第 2 段階ではダイエット傾向を減らし，うとましい出来事や気分に過食して対処しないように取り組み，脆弱性を減らすことに重点を置きます。第 3 段階では改善を維持し，再発のリスクを減らすことに重点を置きます。

　これまで CBT は，アメリカ，カナダ，イギリス，その他ヨーロッパ諸国，オーストラリアとニュージーランドと広範囲で検討されてきました。過食に

表8 認知行動療法的アプローチの概要

フォーマット

20週，初めは週に2回，合計約20回の治療セッション。

構造と内容

第1段階

- 摂食の問題を長引かせている中心的プロセスを示す図式，つまり「定式化（フォーミュレーション）」を作ります。この作業自体が変化を大きく促します。
- 摂食や水分摂取と，そのときの思考や感情を，そのつど詳細に記録します。
- 規則正しい食事パターンの導入。これを過食に置きかえます。
- 過食への衝動に耐える力を高めます。
- 食べものや食事，体型，体重についてその人に合わせた教育を行います。

第2段階

- 体型や体重への不安を扱い，体型チェック，体型直視回避，太っているという感覚に取り組みます。
- ダイエットのために避けていた食べものを再び始め，ほかのダイエット行動も徐々にゆるめていきます。
- 過食の引き金となるような日常の困難に対処するスキルを育てていきます。

第3段階

- 再発のリスクを最小限にする手立てを作っていきます。

引用元：Fairburn, C.G.（2008）. Cognitive behavior therapy and eating disorders. New York: Guilford Press.

CBTと同じ効果のある治療は現在のところありません。どの薬物療法，心理療法も，CBT以上に効果的なものはありませんでした。最近では，最新のCBT，「強化版CBT」，CBT-E（後述）について，大がかりな試験がされました。コペンハーゲンのスティーグ・ポールセンとスーザン・ルーンがCBTの20セッション（20週）と精神分析的精神療法100セッション（2年）を比較した結果，治療終了時にはCBT-Eの効果が明らかに優れていました。

　研究結果からCBTは過食により早く効果があることがわかりました。抗うつ薬よりも優れ，改善が持続します。また，抗うつ薬同様，気分や集中力，食事をコントロールできている感覚も改善します。さらには，ダイエット傾

向や体型・体重への不安もおさまっていきます。この二つへの効果により，CBT による改善がなぜ，持続するか説明できます。

その他の心理療法

すべての種類の心理療法が有効だと主張されることがありますが，それは真実ではありません。過食にほとんど，またはまったく効果のないものもあります。

CBT ほどではありませんが，安定した効果を示す治療法として CBT 以外に二つ挙げるとすると，対人関係療法と CBT を効率化した「ガイド付きセルフヘルプ」になります。

対人関係療法

対人関係療法（または IPT）は他者との関係を改善することに焦点を当てた短期間の精神療法です。もともとうつ病の治療法として開発されましたが，過食にも効果があります。IPT がどのように作用しているのかは定かではないのですが，過食の人の多くは第 4 章で述べたように対人関係にも問題を抱えています。

神経性過食症の治療の場合，IPT は CBT と同じくらいの効果がありますが，効果の出現に時間がかかります。CBT の新バージョンである CBT-E の方が IPT よりも明らかに優れているのです。一方，IPT が役に立つ摂食障害は，むちゃ食い症です。対人関係の困難が過食の引き金になっているからです。そこで，ガイド付きセルフヘルプはもっと効果的で直接役に立つやり方となります。

ガイド付きセルフヘルプ

ガイド付きセルフヘルプは CBT を変形させたもので，同僚のジャクリーン・カーターと共に，オックスフォード大学で開発した治療法です（彼はその後カナダに戻りましたが）。CBT をより単純化し開発したのは，過食の病気の場合，治療者からの介入がそれほどなくても CBT に対して急速かつ容易に改善した患者さんがいるという結果からです。つまり，それらの患者さ

んは CBT の原則を使って自分で治療ができるようでした。われわれは CBT に基づいたセルフヘルププログラムを作り，『過食は治る』プログラムを初版として発刊しました。本書の第Ⅱ部には，CBT-E をもとに大幅に改訂されたプログラムを載せています。

　もともとのセルフヘルププログラムは，食習慣の改善を焦点としました。これは CBT の行動療法と教育的要素からなるものでしたが，より複雑な認知療法的要素はなく，したがって CBT よりももっと単純となっています。プログラムは 2 通りで組み立てられています。

1. **純粋なセルフヘルプのため**：ほかからの援助を受けることなく，セルフヘルプとして用いる。
2. **ガイド付きセルフヘルプ**：援助を受けながらプログラムを用いる。高度に訓練された治療者は必要なく，援助はセルフヘルププログラムを可能な限り用いることに限定しています。そのため，「治療者主導」というよりは「プログラム主導」の治療と言えます。

　この 2 通りのセルフヘルプは非常によく研究されており，おおよその結果は以下の通りです。

1. 『**過食は治る**』プログラムは過食へのセルフヘルププログラムの中で，最もよく研究されている。おそらく，研究された最良のセルフヘルププログラムである。

> 『過食は治る』プログラム は過食へのセルフヘルププログラムの中で，最もよく研究されている。

2. 自分で治療ができる人もいるが，純粋なセルフヘルプよりもガイド付きセルフヘルプの方が効果的である。
3. ガイド付きセルフヘルプはむちゃ食い症やその関連障害の治療に非常に効果がある（囲み 13 参照）。
4. 神経性過食症や，その他の非定型の摂食障害の治療にガイド付きセルフヘルプを用いた研究はまだ十分ではなく，これまでの結果も一貫性がな

囲み 13　繰り返される過食に対するガイド付きのセルフヘルプ

　過食を繰り返す 123 例の患者（大半が過食性障害の診断に合致します）はガイド付きセルフヘルプと，健康維持機構（HMO，監訳注：米国の医療システムで健康保険に相当する一形態）による通常の治療にそれぞれ割り当てられました。ガイド付きセルフヘルプは『過食は治る』初版プログラムに基づき，12 週に若手「セラピスト」による 25 分のセッションが行われました。治療前と，治療終了 6 〜 12 カ月後に評価されました。

　HMO による通常治療に比較し，ガイド付きセルフヘルプは，短期で単純な介入でしたが過食中断率は高かったのです（64％　対　45％）。また，ダイエットや体重・体型への不安，抑うつ状態もより改善していました。

参照元：Striegel-Moore, R.H., Wilson, G.T., DeBar, L., Perrin, N., Lynch, F., Rosselli, F., &Kraemer, H.C.（2010）. Cognitive behavioral guided self-help for the treatment of recurrent binge eating. Journal of Consulting and Clinical Psychology, 78, 312-321.

い。ガイド付きセルフヘルプが効果がある症例も相当数ある。

　ガイド付きセルフヘルプは古典的な心理療法よりも多くの利点があります。高度に訓練を受けた治療者が必要ではないため，比較的安価であり，容易に治療を受けられます。セルフヘルプならば，コストや地域に治療資源がない，予約が取れないといった，治療を受ける障壁が少ないのです。純粋なセルフヘルプでは，自分に合った時間や場所，ペースなどで「治療」を受けることができます。それらの利点が，治療動機付けにつながる利点があります。したがって，この二つのセルフヘルプともお勧めできます。

いつセルフヘルプを始めたらいいのでしょう

　過食の治療研究結果からどんな結論を導き出せるでしょうか。また，セルフヘルプはどんな位置づけにあるのでしょうか。

　重要な点は，あなたや，友人が過食の専門家を必要としているならば，対面式の CBT か，理想的には CBT-E です（www.credo-oxford.com を参照してください）。多くの人に有益で，大半の場合，改善が持続します。しかし，

改善が見られなかったり，効果が限定的な場合もあります。こうした人には別の助けが必要になります。一方で，相当数がセルフヘルプや，ガイド付きセルフヘルプのような単純なアプローチで改善します。

　研究によれば，単純な治療から始め，それが効果がなければより濃厚な治療に進む，「ステップド・ケア」が道理に叶っていると言えます。したがって，繰り返される過食の治療には，以下の2ステップが考えられます。

　ステップ1. セルフヘルプ（ガイド付き，またはセルフヘルプのみ）
　ステップ2. 対面治療，理想的にはCBTあるいはCBT-E

　このやり方は研究結果に基づいており，低体重でない限りあらゆるタイプの過食に当てはまります。低体重（BMIが18.5以下など，「準備しよう」，表9，p.127を参照してください）の場合，セルフヘルプは有益ではなく，専門家による治療が必要になります。

なぜセルフヘルププログラムなのでしょう？

　第Ⅱ部でセルフヘルプのプログラムを取り上げるのはなぜでしょうか。それには二つの理由があります。一つ目は，すでにご説明しましたが，セルフヘルプのプログラムは『過食は治る』初版で最も研究されたプログラムとされているからです。二つ目は，新バージョンのセルフヘルププログラムでは，過食研究の進展を，CBTの「強化」バージョンであるCBT-Eに反映させたからです。CBT-Eは摂食障害の概念を新たにし，食事コントロール獲得法が改善されたため，体型や体重への不安に対してさらに適化したアプローチで取り組むことができ，再発防止にも重きを置いています。第Ⅱ部で述べられるセルフヘルププログラムは，以上二つの理由によるCBT-Eのセルフヘルプバージョンです。

第Ⅱ部
過食への強化版セルフヘルププログラム

準備しよう

　プログラムを最初から最後まで読んで，すぐにわかりました。ポイントにどんどん下線を引いていきました。このプログラムでは単に「これを食べなさい」とか「これは避けなさい」とかを言うのではなく，うまく軌道に乗るための現実的で一歩一歩着実な方法を教えてくれているのです。自分の問題が理解できたし，見事だと思いました。まさに私が探し求め，必要としていたものでした。

　心から変わろうとする気がなければ，セルフヘルププログラムは絶対に成功しません。ですから変わろうとする気持ちを持つということから始めましょう。変わりたいという気持ちをしっかりと持っていると自信のある人も読んでください。さらにやる気が湧きますから。

なぜ変わろうと思うのか？

　中年に入り，これまで自分が体重と食をコントロールすることに膨大なエネルギーを費やしてきたことに気付き，とても悲しくなりました。そして今でも過食を続けていることにみじめになりました。今からでも，何か有意義なこと――人間関係を築く，読書，執筆――に力を注ぐことができるはずです。何ができるのかはわかりませんが，墓碑銘が「ジェーンは痩せたがっていた」は嫌でした。最終的にはこのことで，変わろうと決心できたのでした。

　本をここまで読み進んで，過去にはわかりませんでしたが，あなたのしていることが過食かどうかわかったと思います。もし，過食だったら，次は変

わりたいと思っているかどうかです。過食をやめたいですか？　もちろん変わることはできます。また普通に食べることができるようになります。罪悪感を持たずに，食べることを楽しむこともできるようになります。誰かと楽しく食べることができるようにもなります。

　第Ⅰ部でお話ししたように，人によって過食がどれほど人生に深刻な影響を及ぼしているかはかなり違います。変わることの必要性がどれほど差し迫っているものかは，あなたにしかわかりません。摂食障害が，自然に軽くなることがあり大丈夫と考えてしまい，変わることへの気持ちが損なわれてしまうかもしれませんが，惑わされず，変わることがどれほどの利益があるかをわかっていることで，変わろうとする気持ちを持ち続けることができます。過食歴が長い場合，生活の方を摂食障害に合わせていませんか。それがよいことなのか，考えてみてください。

変わろうとすることには利益がある

　変わろうと決めるのができなかったのは，自分の状態を見ていなかったからです。多くの人が食事や体重の問題を持っています。しかし，私の想像以上にからだは蝕まれていました。――生活のあらゆることに影響を及ぼしている――ということに，私は直面せざるを得ませんでした。この問題がある限り，私は私ではいられなかったのです。

　まず，変化することで，今まで考えていなかった，どのようなよいことがあるか，リストを作りましょう。そのために，次のように，自分に問いかけてみてください。

　もし過食をやめたら……
- 自分のことが好きになる？
- 生活の質がよくなる？
- からだの調子がよくなる？
- ほかにもよいことがありそう？

　過食をやめると，気分がこんなに
もよくなるのかと驚くものです。過
食がそれほどでなくとも，人生の多
くのことに少しずつ悪影響を与えて
いるものです。

過食をやめると，気分がこんなに
もよくなるのかと驚くものです。

　ときに不必要にイライラしたり，集中できなくなったり，行かなければな
ければならない社交的な行事から逃げてしまったり（第4章参照），からだ
の健康が損なわれてしまっていたり（第5章参照）していませんか。過食の
直接的な結果として，これらが生じていることをわかっていないかもしれま
せんが，過食がよくなれば改善します。変化することで，やる気，自己像に
好影響をもたらし，自己評価，自己価値感が回復するのです。第4章でお話
しした通り，過食を克服して最もうれしいことは，隠れていたその人となり
が現れてくることです。抑うつ，緊張，イライラが消えていき，集中力が回
復し，（たぶん忘れていた）昔，興味を持っていたことを思い出します。

　長期的な展望も大切です。p.121の患者さんの言葉を再度，見てください。
ジェーンは自分の人生を無駄にしたくありませんでした。このことを心に留
め，自分に次の4つの質問をしてみてください。

　過食に何年費やしたかしら？
　どれほどの時間を取られたのかしら？
　いくら無駄なお金を使ったかしら？
　人生や生活を過食に合わせてきたのでないかしら？

　そしてもちろん，食べることをコントロールすれば体重もコントロールし
やすくなるでしょう。

　自己誘発性嘔吐や下剤乱用によって健康を害していることが，過食をやめ
たい切実な理由でしょう。これらをやめる
と，まともな満腹感と空腹感を次第に感じ
るようになり，エネルギーも湧いてきて，
幸福感も戻ってきます。

食べることをコントロール
すれば，体重もコントロー
ルしやすくなるでしょう。

あなたの大切な人，友達，家族，同僚にとっても，あなたが食事をコント
ロールできるようなることはよいことです。不意にイライラしたり落ち込ん
だり，食べることにピリピリしたり，体型や体重に神経質になったりするこ
ともなくなります。人といることに幸せを感じるようになります。自分自身
のため，仕事や人のために時間を使えるようになります。それで，人間関係
や仕事の成績がよくなります。

変わろうとすることのデメリット

　変わることの理由のリストができたら，デメリットも考えてください。デ
メリットがあれば，メリットとのバランスで考えることが大切です。もし成
功しなかったとしたら，どんなふうに感じるでしょう？　失敗のリスクを冒
すより，何もしないでおこうとしてしまいませんか。その考えはわかります
が，いちばん，して欲しくないことです。そう考えるのもわかりますが，正
しい援助があれば，完全ではなくとも，過食はよくなります。このセルフヘ
ルププログラムを実行しようと決心し，努力をすれば，失敗するはずはあり
ません。仮によくならなかったとしても，それは単にプログラムがあなたに
合わなかっただけで，あなたに問題はありません。もしよくならないとして
も，これからお話しするようにほかの選択肢がたくさんあります。

　もう一つ言っておかないといけないのは，問題を克服するのが簡単かどう
か見極めることで，問題の深刻さを評価できます。簡単に過食をやめること
ができれば，この問題は克服できそうだということがわかります。逆に変化
することが難しいと気付くことで，思っていた以上に問題が深刻であること
がわかってくるはずです。その場合，これまで以上に過食のことを真剣に考
えるようになるでしょう。

どのように変わるか：さまざまな選択肢

　過食の問題に挑むと決めたとしたら，何をすべきでしょうか？　主な選択
肢については第8章で考えました。原則として4つあります。

1. **専門家の援助を求めましょう**：過食の人を援助する専門家はたくさんいます。臨床心理士，精神科医，総合診療医，栄養士，ソーシャルワーカー，看護師などです。分野ごとに専門家がいます。身近にいる専門家の見つけ方については付録 I に書いてあります。

2. **セルフヘルプグループに参加しましょう**：多くのグループは素晴らしいのですが，残念ながらそうではないものもあります。過食をどう捉え，どう克服するのか，疑わしい見方をしているグループがあるのです。そして過食を克服するより，過食とともに生きることの援助に力を入れているグループがあります。セルフヘルプグループに入る前に，どのようなグループかをできるだけはっきりさせておきましょう。入ると決めたら，そのグループが合っているかどうかを考えましょう。もし合っていなかったら，いつでもやめられることを覚えておきましょう。

3. **このセルフヘルププログラムを使いましょう**：男女に関係なく，独身でも既婚でも，一人暮らしでもそうでなくても，このセルフヘルププログラムを使えます。後でお話しする除外基準に当てはまる場合は，このプログラムを使うことはできません。

4. **専門家による援助とセルフヘルプを組み合わせましょう**：これには 2 通りあります。このプログラムを自分で進めていく一方で，何らかの治療——たとえば自己評価や人間関係について焦点を当てた治療——を受けるという方法があります。治療者とセルフヘルププログラムについて話し合っている場合は，よい方法です。このプログラムとその治療に矛盾がないか，十分に考えておかなければならないからです。

　セルフヘルプと専門家の援助を組み合わせるもう一つの方法は，第 8 章の「ガイド付きセルフヘルプ」です。治療者の援助と指導のもとプログラムを行うのです。この場合，治療者（ときにはファシリテーター，ガイド，コーチと呼ばれます）は進捗状況を確認する手伝いをしてくれたり，励ましてくれたり，ぶつかった問題への解決策を明らかにするガイドをしてくれたりします。

自分にとってベストの選択をする

　専門家の援助が必要だと思うのでしたら，それに向けて踏み出すことが大事です。このセルフヘルププログラムを使うからといって専門家の援助が受けられないわけではありません。

　それどころか，このプログラムは専門家の援助の有無に関係なく，過食を持っているすべての人にとってふさわしいものと言えます。とはいえ，過食の問題を克服することは簡単なことではありません。大変な努力が必要です。生半可な気持ちでは，うまくいきません。だからプログラムを疑うのはやめましょう。といってもこのプログラムの有効性は確かに実証されており，全力を尽くして取り組むべきです。

いつ始めるか

　変わろうと決めたけれど，全力を尽くせるか迷いがあるとき，思い切ってスタートを切ることがとにかく大切です。一つ注意点がありますが，これはこのプログラムに限らず，プログラムを中断しなければならない予定があるなら，スタートを遅らせるのがベストです。引越し，転職，結婚，出産，旅行といった予定があるのなら，それが終わってからか，少なくともその影響がなくなるまで延期しましょう。

　プログラムの効果を得るためには，少なくとも 2，3 カ月は予定を入れてはいけません。少しでも短ければ不十分です。

セルフヘルプが不適切な場合

　以下のような場合はこのプログラムを使うべきではありません。

　低体重の場合：BMI（p.31 の囲み 3 を参照）が 18.5 以下なら低体重です。表 9 には体重が何キロなら（身長によって変わります）BMI が 18.5 になるかを示しています。自分の身長のところに書かれている体重より少ない場合，摂食障害（付録Ⅰ参照）についてよく知っている治療者がセル

表9　あなたは低体重？

下にあるのは身長別の体重リストです。どの体重でも BMI が 18.5 になります。この表は 18 歳から 60 歳の男女向けです。自分が低体重かどうかを判断するためには，まず表で自分の身長のところを見つけ，その横に書いてある体重の数字を見てください。書いてある体重以下なら，BMI が 18.5 以下になります（もしくはインターネットでも BMI を計算できます）。低体重ではプログラムはうまくいきません。

身長（cm）	体重（kg）	身長（cm）	体重（kg）
147	40	173	55
149	41	174	56
150	42	175	57
151	42	177	58
152	43	178	59
154	44	179	59
155	44	180	60
156	45	182	61
157	46	183	62
159	47	184	63
160	48	185	64
161	48	187	65
163	49	188	65
164	50	189	66
165	50	191	67
166	51	192	68
168	52	193	69
169	53	194	70
170	54	196	71
171	54	197	72

軽装の部屋着を着て計測

フヘルププログラムを受けるよう言わない限り，行うべきではありません。

重い身体疾患がある場合：食習慣を変えることが影響しそうな身体疾患がある場合は，必ず医師の監督の下でこのプログラムを行ってください。糖尿病をお持ちの人は特にこのことは守ってください。

妊娠している場合：妊娠している人は必ず産科医にまず相談してからこのプログラムを使ってください。

過食によってからだの健康が疑われる場合（第5章参照）：この場合は

プログラムに取りかかる前に医師の診察を受けてください。診察を受け，医師に相談し了解をもらえれば，このプログラムを始めてかまいません。

かなりの抑うつ症状がある，または意気消沈している場合：そのような状態では，プログラムが効果的になるために必要な心のエネルギーが足りず，楽観的にもなれないと思います。このような場合は専門家に助けを求め，そのときに過食の病気のことも相談してください。気分がよくなれば，プログラムが非常に効果的となるでしょう。

アルコール，ドラッグ，自傷行為を繰り返すという深刻な問題がある場合：このプログラム単独ではうまくいかないので，専門家の助けを得てください。

体重はどうなるのでしょう？

　第4章でお話しした通り，過食の人は外見と体重のことをとても気にしています。ですから，プログラムの結果，体重がどうなるかを知りたいでしょう。その答えは，体重はほとんどあるいはまったく変わらない，というものです。理由は第5章（p.78）で説明しています。

　とはいえ，体重が減る人もいれば，増える人もいて，個々のケースでどうなるかは予測不可能です。もし自分で体重を落としてしまったなら，増やす必要があります。なぜならダイエットを続けることと過食を克服することの両立はできないからです。一方，もし医学的に見て体重が多すぎる場合（p.31の囲み3，付録Ⅱ参照），体重増加はないと思いますが，体重がどうなるかを予測するのは簡単ではありません。

　だからこの段階では，過食の問題の克服に精一杯努力をし，その間に体重のことについては受け入れていってはどうでしょうか。これが難し過ぎるのでしたら，プログラムに取りかかっている1カ月間は体重の問題は横に置いておきましょう。1カ月経ったら，食べることと体重の問題がどれぐらい改善したか評価しましょう。その頃になると，過食と体重のどちらが重要か，適切に判断できるようになっているでしょう。

　もちろんプログラム中に，進んだかどうかを見るために体重を測るのはき

わめて適切なことです。これについてのアドバイスはステップ1に書いてあります。

プログラムの使い方

このプログラムはいくつかのステップからなり，認知行動療法と同じく，ステップが積み上げられるようになっています。つまりある段階が終わると，次のステップが来るようになっています。ですから，これをちょっと，あれをちょっとというように，プログラムをつまみ食いするのはよくありません。最初から始めて，自分のペースで最後までやり通してください。指針として──プログラムを始める前に重要なのが，この本の第Ⅰ部の第1章，第4章，第5章を読むことです。これらの章を読んでいることがプログラムの前提になります。

> 最初から始めて自分のペースで最後までやり通してください。あれこれとつまみぐいをするのはよくありません。

ということは，あなたにとっては関係のないプログラム部分があるかもしれません。このプログラムは過食をするすべての人のために作り出されましたが，第Ⅰ部でお話しした通り，過食の特徴，重症度は人によってさまざまです。たいていは過食だけなくダイエット，それも厳格なダイエットをしていますが，一方でまったくダイエットをしていない人もいるのです。同様に，外見と体重をとても気にしている人もいれば，まったく気に留めていない人もいます。完璧主義で，細かいことまできっちりしている人もいれば，乱雑でも平気な人もいます。嘔吐し，下剤や利尿剤を使っている人もいれば，まったく使わない人もいます。第4章でお話ししたように，これらのすべての特徴が，過食が継続してしまっていることに関連しますので，プログラムではこれらの特徴が焦点となります。このため，プログラムは多数

> まず第1章，第4章，第5章を読んでおくことが必須です。

> プログラムのすべてがあなたに関係するわけではないでしょう。

の構成から成り立っており，あなたには適さないものがあるかもしれません。プログラムの大半は，どれが適してどれがそうでないかがはっきりわかるようになっています。でももし迷ったら，本書の助言に従うのがいちばんです。

成功するためのコツ

助言に従うのが難しいと思うときこそ我慢です：従うのが難しいなと思う助言ほど，一般にあなたが取り組むべき重要なところです。大変だと思うのは，過食を持続させ

> 従うのが難しいなと思う助言ほど，あなたが取り組むべき重要なところです。

ている最も強力な持続要因に，まさに取り組んでいるからなのです。

永遠にこのプログラムをやる必要はないのだということを頭の隅においておきましょう：過食を打破するためにはたくさんのことをする必要がありますが，長期間続けなければいけないのはそのうちのいくつかだけです。続ける必要があるものは人によって異なり，プログラムの終わりごろになるとそれがわかってきます。

プログラムの進行を急がないこと：指示通りのペースで進めてください。研究の結果それが最もよかったのです。ときには余分な週をかけて，もっとできることがないか確かめるために一つのステップにとどまるのもいいでしょう。

逆につまずいたときには，プログラムのステップを戻すのが賢明です。

一般に，プログラムを完了し，その成果を最大限に生かすには4カ月から6カ月かかります。急速に変化を見せる人もいますが，ゆっくり進む人もいます。大事なことは，前に進むということです。正しい方向に進んでいれば，続けていけばよいのです。しかしステップ5に至るまでにメリットがないようでしたら，違う助けを得るようにしましょう。あるステップで行き詰まったときも同じです。

一夜にしてうまくいくと期待しないこと：劇的な効果が得られなかったからといってがっかりしてはいけません。変化のためには時間が必要です。過食の病気は数週間やそこらで改善するものではありません。

スムーズで着実に進むと期待しないこと：進歩したりしなかったりという

のは普通のことです。とてもうまくいくこともあれば，立往生するときもあります。失敗してより悪くなったと思えるときもあるでしょう。プログラムを行っている間，進歩の方を注目してください。そうすれば途中に

> 一般に，プログラムをやり遂げるには4カ月から6カ月かかります。

あるどんな障害物をも受け入れ，立ち向かっていけるでしょう。

過食が止まったらすぐに過食したいという衝動が消えると期待しないこと：過食が完全に止まった後でさえ，過食したいという衝動は断続的に出てくるものです。過食の衝動は何カ月か続くでしょう。だからといってがっかりしないでください。過食の衝動は，以前には実際に過食の引き金となっていた状況で引き起こされます。このプログラムは過食の衝動に耐えるのに役立ちますし，やがてこの衝動は消えていきます。

1週間の振り返りを必ずすること：このプログラムになくてはならないのが，進捗状況を確認するための定期的な「振り返り」です。過食のコントロールがうまくいくようになるまで，振り返りは週に2回行ってください。その後は週ごとで結構です。あらかじめ振り返ったことを記録しておいて，治療者に会っているつもりで読むのもいい方法です。この場合，治療者はあなた自身です。

> このプログラムになくてはならないのが，進捗状況を確認するための定期的な「振り返り」です。

この振り返りを15分から30分ぐらいやってください。振り返りはとても重要ですので，最優先しなければなりません（振り返りのやり方についてのガイドラインは，各ステップの最後についています）。

誰かに協力してもらうことを考えてください：たいていの人は自分だけでプログラムを行いますが，誰かに協力してもらう人もいます。助けてくれる人たちというのは2通りありますが，役割はさまざまです。友達や身内を協力者として選んだとしましょう。この場合，彼らの重要な役割は，あなたが壁にぶつかったときにあなたを支えたり励ましたりすることです。このタイプの協力者は，手助けが必要になるまでは後に控えておくことが求められます。逆に私的な関係ではなく，専門的な治療者に助けを求めることもできま

す。友達や身内よりも治療者は積極的に動きます。実際，治療者は，第8章
（p.116）に書かれている方針に沿ってプログラムを行っているかどうかを監
督してくれます。あなたがプログラムを行っていくための支援をするには，
どちらのタイプの協力者もプログラムのことをよく知っている必要がありま
す（身内や友達には付録Ⅴに，治療者には付録Ⅵにガイドラインがあります）。

ステップ1
上手にスタートする

ステップ1：上手にスタートする
セルフモニタリング
体重を週に1回，測る

ステップ2：規則正しい食事
規則正しい食事を確立
嘔吐や下剤・利尿剤の乱用をやめる

ステップ3：過食に代わる活動を見つける
過食の代わりになる活動
体重がどうなるかわかる

ステップ4：問題解決法
問題解決法を実践する

ステップ5：見直し
前進しているかを振り返る
ほかに取り組むべき課題を決める

課題・ダイエット
厳しいダイエットをやめる

課題・ボディイメージ
体型への囚われ，体型を確認してしまうこと，見るのを
避けること，太っていると感じてしまうこと，への対処

うまく終わる
進展を維持する
ぶり返しを防ぐ

> このプログラムは，あなたがすで
> に第1章，第4章，第5章を熟読
> していることを前提としています。

さあ，プログラムを始めましょう。その前に，このプログラムは，あなたが第1章，第4章，第5章を熟読していることを前提としています。

書いてあったことを一度思い返してみるのです。それはとても大事なので，そうすることで，ステップ1をキッチリとスタートできます。ステップ1は，セルフモニタリングと毎週の体重測定からなっています。

セルフモニタリングを始める

　セルフモニタリングはプログラムの中核となるもので，二つの重要な目的があります。

1. **モニタリングすることで，自分の食事の問題についての重要な情報が得られる**：食事の問題については気にし過ぎなほど神経を集中していると言いたくなるかもしれませんし，実際にそうでしょう。しかし，正確にモニタリングすると，以前には明確ではなかった特徴が明らかになることが常です。モニタリングから，以下の疑問に答えが出ます。

　　過食のときに，正確には何を食べているのか？　ほかのときの食事と比べてどうなのか？　過食の食べものにはふだん食べないようにしているものが含まれているか？
　　正確には，いつ過食しているのか？　それは予測できるパターンなのか？　たとえば，過食はいつも夜に起こっているのか？　平日と週末では違うのだろうか？
　　過食の引き金は何か？　特定の状況で起こりやすいのか？　暇なときや，落ち込んだとき，さみしい，あるいは不安なときに起こっているのではないか？
　　過食には何か意味があるのだろうか？　たとえば，張り詰めた気持ちを楽にしてくれる？　自分を罰するためのものなのか？

　次に説明していきますが，過食を克服するためにこのような疑問に答える必要があります。

2. **モニタリングすることで変化が起こります**：適切なモニタリングをすると，変化が生じてきます。自分の食事と，**そのときの自分の行動**を正確にモニタリングすると，コントロールできないと思っていた行動は，実はそうではないことが明らかになってきます。緊張や怒りを感じたときや自分のダイエットルールを破ってしまったときに，絶対に過食しなければならないわけではないのです。単に，過食することに慣れてしまい，ほかのことをするのがとても難しい状況になってしまったのです。指示通りにモニタリングしていると，過食以外の方法が見出されてくることでしょう。モニタリングによって変化が起きてくるのです。

気が進まなくても，モニタリングは有意義です

　モニタリングは気が進まない人もいるでしょう。気が引ける何かがあるからです。

　　以前食事記録をつけていましたが，役に立ちませんでした：それは，このプログラムで推奨しているやり方とはまったく違っていたからでしょう。もう一度試して，結果を確かめてみることをお勧めします。

　　モニタリングはとても面倒そうです：忙しくてモニタリングできない，自分の生活スタイルでは，そんなことは無理だと思われているかもしれません。モニタリングには時間と努力が必要ですが，本当にむずかしい生活スタイルの人は見たことがありません。モニタリングしようとするかどうかは，あなたがどれぐらい変化しようと決心しているか次第です。

　　自分の食事のモニタリングは恥ずかしくてできません：このように感じていると，モニタリングは本当にとても難しいでしょう。しかし，過食を克服しようとしているなら，食事に向き合うこと以外の選択肢はなく，モニタリングが最初の一歩です。数週間もしないうちにモニタリングに慣れてくると思います。

　　**モニタリングのせいで以前にもまして食事のことで頭がいっぱいで
す**：これは確かにそうなのですが，短い間のことです（実際数週間といっ
たところでしょう）。すぐにましになっていきます。また，食事のこと
で頭がいっぱいになって，過食を克服するにはどうすればいいかに考え
が集中するので，よいことです。

モニタリング記録の活用法

　白紙のモニタリング記録用紙を図16に示しました。英語版を www.
credo-oxford.com のウェブサイトからダウンロードすることができます。毎
日新しい記録用紙を準備して，常に持ち歩きます。スマートフォンや，電子
機器などで食事の記録をしたくなるかもしれませんが，それはよくありませ
ん。機器を使うと，何をいつ食べたかを記録することにはなりますが，その
ときの状況やそのときに考えていたことや感情を記録しないようになってし
まいます。

　モニタリング記録の記載方法については表10にあります。また，ダウン
ロードすることもできます（英語版）。

　図17では，神経性過食症の女性のモニタリング記録を示しています。そ
れを見ると，大量の過食をした日は，夜まで何も食べていないことがわかり
ます。図18に，むちゃ食い症の人の記録を示していますが，典型的で，食
べ過ぎに過食が重なっています。

セルフモニタリングを始めましょう：何をすべきでしょうか

　モニタリングを始めてみましょう。しかし，まだ食事を変えようとはしな
いでください：正確にモニタリングすることに慣れることから始めるのが重
要です。食事を変化させるのはステップ2になります。プログラム期間中モ
ニタリングをずっと継続していく習慣にしなければなりません。モニタリン
グ（プログラム自体も）を休んではいけませんし，過食の記録を省略するこ
とは絶対にあってはなりません。それは難しいことですが，自分に正直であ
ることが一番大切です。過食を克服するには，好ましくない部分を省略して
しまうのではなく，すべてに向き合う必要があります。

曜日　　　　　　　　　　　　　　　日時

時間	食べたもの，飲んだもの	場所	*	V/L	状況，コメント

図16　モニタリング記録

英語版を www.credo-oxford.com からダウンロードできます。

V：嘔吐
L：下剤と錠数
*：過食

表10　モニタリング記録のつけ方

できるだけ，食事をしたそのときに正確に記録するようにしてください。つまり，「リアルタイム」に記録するように努めてください。

欄1：飲んだり食べたりした時間を書き入れましょう。

欄2：過食で摂取したすべての食べものも含め，食べたもの，飲んだものを正確に記録します。一つ残らず，です。カロリーは書いてはいけません。その代わりに，できる限り摂取した直後に食べたもの，飲んだものをシンプルに記載します。食べた後，できるだけ早ければ早いほどよいです。数時間でも後になって思い出したものは不正確で，変化にもつながりません。たとえば，外食した場合はコースの合間に記録するのがいいかもしれません。人に知られないようにするには，短時間席を外すことになるかもしれませんが。こうしたモニタリングによってのみ，行動が変化していくことになります。また，空欄2では，「食事」としてみなすことのできる記録に括弧で記載しておくのがいいでしょう。軽食やその他の摂食記録は括弧づけしてはいけません。

欄3：食べものや飲みものをどこで摂ったのかを明確に書き入れましょう。家なら，どの部屋かも書き入れましょう。

欄4：食べ過ぎたと感じたときに，その食べもののところにアスタリスク（＊）を書き入れましょう。

欄5：嘔吐（V）や下剤（L）・利尿剤（D）の乱用があったときに記録してください。

欄6：この欄は日記のように使ってください。摂食に影響のあることは何でも書き入れてください。たとえば，欄4にアスタリスクを書いたときは欄6にそのときの状況を記録する必要があります。「食べ過ぎ」食事のきっかけになるものを突き止めるためです。たとえば，誰かと口論になって怒っていたかもしれませんし，食べろという人からのプレッシャーを感じていたかもしれません。なお，体重を測ったときは欄6に記録してください。

＊英語版を www.credo-oxford.com からダウンロードできます。

　モニタリング記録を個人的に保管しておき，ひとまとめにすると振り返って見ることができます。そうすると，全体を通じて変化がどこで生じているのかわかるようになります（前述した，ガイド付きセルフヘルプの場合は，セラピストと一緒にモニタリング記録を振り返ることになるでしょう）。

　まず，モニタリングからプログラムを始め，3～4日後の最初の振り返り面接まで続けてみてください。そのことは，また，お話しします。

1週間に1回の体重測定を習慣づける

　ほとんどの過食の患者さんは，自分の体重，言い換えれば体重計の数字を気にし，それが一番の心配ごとになっています。そこでは，自分の体重を把握していることがとても重要になってきます。第4章でお話しした通り，頻繁に体重測定をして過ごす人が多く，人によっては日に何度も測る人もいます。このように頻繁に体重を測ることに耐えられなくなり，まったく測らなくなる人もいます。ただ，体重への強い不安は残ったままです。

　プログラムを進めていくと，食習慣が変化していきます。すると，体重を知りたい気持ちが出てくるでしょう。体重を確かめるのは怖いかもしれませんが，知らずにいるのはお勧めできません。恐怖が最高潮のまま，何も知らないままとなります。プログラムを進めながら，体重を把握している方がはるかによいことです。一番いい方法は，週に1度体重を測ることです。数字に気を取られすぎてはいけません。第5章（p.71）で述べたように，体重は毎日，1日の間でさえ変わりますが，それは太ったこととは別なのです。個々の体重計の数字だけで解釈すると，ピークや谷の値で誤解してしまいます。長期的に，最低でも数週間（3〜4週間体重測定を続ける），傾向を確認してください。こうしないと，本当の変化と，日常の体重の上下との区別がつかなくなります。

　体重の変化をとらえるには，グラフに体重を記録していくのがいいでしょう。図19では，プログラムに参加して8週間の女性の体重のグラフが示されています。全体的に，変動はあるものの彼女の体重は変化していないように見えます（印刷用の英語版グラフ用紙がインターネットからダウンロードできます。www.printablepaper.net/category/graph をご覧ください）。

週1回の体重測定を習慣づける：何をすべきでしょうか

　週に1回，自分で曜日を決め，その日の朝に体重を計測しましょう：平日がいいでしょう。週末だと，くよくよ考えてしまうかもしれません。週に1度の体重測定の合間に体重は測らないよう，全力で努力してください。

　多くの人にとって，このアドバイスは困難でしょう。週に1回以上体重を

曜日　*火曜日*　　　　　　日時　*6月18日*

時間	食べたもの，飲んだもの	場所	＊	嘔吐(V)／下剤(L)	状況，コメント
6：30	ブラックコーヒー 水 1 杯	寝室			眠れなかった。すごく太っている気がした。
11：45	ブラックコーヒー 水 2 杯	休憩室			絶対過食したくない！ 空腹を感じ始めたので，水を 1 杯余分に飲んだ。
2：15	ダイエットコーラ中瓶 1 本 ドーナツ 2 分の 1	休憩室			あー，どうしていつもドーナツを食べてしまうの？ でも半分だけだからいいか。
3：30	ドーナツ 4 個	職員用トイレ	＊		どうしてこうしちゃうの？　自分ではどうしようもないけど，誰かに見られたくもない。最悪な気分。太ったと思う。
6：15	ダイエットコーラ中瓶 1 本 水 1 杯	台所			今日はもう食べたくない。
9：30	ピタパンとハマス シナモンレーズンベーグル 3 個 ピーナツバター　スプーン 6 杯 オレオクッキー　15 枚 アイスクリーム　2 分の 1 ガロン ピーナツ　3 つかみ分 ダイエットコーラ　大瓶 1 本	寝室	＊ ＊ ＊ ＊ ＊ ＊	 V V	自分にうんざり。 自制心がまったくない。 とても孤独。 これ以上食べないように早く寝よう。

図 17　神経性過食症の人のモニタリング記録

曜日　*木曜日*　　　　　　　日時　*4月20日*

時間	食べたもの，飲んだもの	場所	＊	V/L	状況，コメント
8：10	プレーンベーグル，バター デカフェ（カフェイン抜きのコーヒー）	台所			
8：25	ベーグル2分の1，バター デカフェ	台所	＊		おいしいベーグルだったけど……
10：20	レーズンマフィン1個 デカフェ	デスク			今朝食べたものを考えていた。
12：00	Mサイズのペパロニのピザ Lサイズのダイエットコーラ	職員食堂			少し気持ち悪い。本当に満腹。私は大きくなったように感じる。 買わずにはいられなかった。とてもおいしかった！
3：00	ドーナツ2個 デカフェ ドーナツ2個	デスク	＊ ＊		
6：30	特大サイズのポテトチップス ダイエットコーラ プレーンベーグルにピーナツバターを塗ったもの2個 大きく切ったチョコレートケーキ ダイエットコーラ	台所 立ったまま	＊ ＊ ＊		うんざりした気持ちで運転して家に帰る。落ち着かない。何もすることがない…すぐに食べ始める…何も考えずに。初めは楽しかった。
7：15	キットカット3個 デカフェティー チョコレートアイスクリーム6杯 チェリーヨーグルト1個	台所	＊ ＊ ＊		また食べ始めてしまった。絶望的だ。自己コントロールが効かなくなってしまった。
9：00	デカフェティー2杯				

図18　むちゃ食い症の人のモニタリング記録

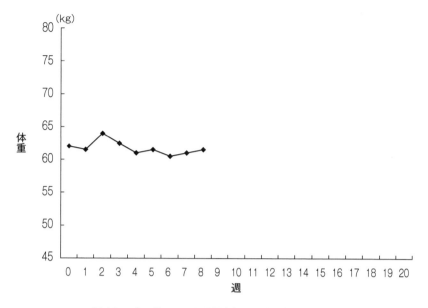

図 19　プログラムに 8 週間参加した人の体重グラフ

　測っている人にとっては，測定の回数を減らすと，知らない間に体重が増え
ているのがいちばん不安で，落ち着かなくなります。体重測定を避けていた
人が測定を再開すると，体重のことで頭がいっぱいになり，頻繁に測りたく
なってしまうでしょう。どちらの心配があろうとも，きっちり週に一度，決
まった日に計測するように全力で努力してください。

　体重計を買わなければならない場合は，風呂場に置くような普通のものが
ぴったりです。中には，裸の状態で体重を非常に正確に測ろうとする人がい
ますが，その必要はありません。水分量やお腹（腸）の調子の影響があるた
め，体重計の値に惑われないように十分説明してきました。軽い部屋着を着
たまま測るのが一番いいでしょう。

　もし週の合間で体重を測りたくなったら，体重計を視界から外して手の届
かないところに置けば，少しは楽に誘惑から逃れられるでしょう。

ステップ1　振り返りセッション

　ステップ1の振り返りセッションでは，モニタリングと週に1回の体重測定という二つが焦点となります。

　ステップ1のガイドラインにそって3〜4日プログラムを行った後に初めての振り返りセッションを行い，その次はまたその3〜4日後にします。

　振り返りセッションは2部に分けましょう。まず，ステップ1は，ここで何としようとしていたのか思い出すことで，自分に次の4つの質問を問いかけます。

1. **モニタリングを継続できているか?**　答えがイエスなら，いいスタートを切ったと言えるでしょう。答えがノーなら，深刻な問題です。モニタリングしなかった理由をしっかり考え，モニタリングの重要性が書かれた章をもう一度読み直してください（合間に，プログラム全体を再確認するのは重要です。特に，なぜ，行き詰まったり，限界を感じてしまうかをもう一度読み込むことは大切です）。

    おそらくは，変化すると決めることの利益・不利益を再考する必要があります。利益が不利益を上回っていれば，モニタリングをしなくては確かな改善は得られないことを再確認して，新たな気持ちで再スタートすることです。モニタリングは重要な情報をもたらし，変化を促すということを覚えておいてください。

2. **モニタリングを改善できるか?**　モニタリング記録を検証して，改善の余地がないかを見てみましょう。ガイドラインのすべてを守っていますか?　たとえば，モニタリングは正確でしょうか?　飲みもの，食べものを摂取したすぐ後に，すべて書き留められているでしょうか?　食事としてひとまとめにしていませんか?　アスタリスク（＊）をちゃんと使っていますか?　欄6を埋めているでしょうか?

3. **週に1回体重を計測しているか?**　もししていたら，とてもよくやっています!　欄6に要約と一緒に数字を書き込んでください。頻繁に体重を測っているなら，どうしてなのかを考えてみてください。体重計を

視界の外にやるか，手の届かないところに置くべきです。まったく体重を測っていないなら，それがなぜかを考えてみましょう。食べものへのコントロールを取り戻すためにこのプログラムを開始したことを思い出してください，結果として体重も変化するでしょう。不安で頭を悩ませるよりも，体重に実際に何が起こっているのかを知ることが重要です。

4. **自分の食事のパターンが見えてきましたか？**　次の質問にできるだけ注意深く答えてみましょう。すると，自分の過食の問題に理解が深まりますし，変化が必要な部分に着目できます。

　　過食をしてしまったか？　そこに共通するものがあるか？　過食は1日のうちの同じ時間に起こるか？　引き金になったのは何か？　それを見つけ出すことはできるか？

　　過食のときに何を食べたのか？　食べものに何か特徴はあるか？　特定の食べものを食べる理由は？　その食べものは，普段は摂らないようにしているものではないだろうか？

　　過食のとき以外では何を食べているか？　食事を何らかの方法で制限しようとしていないだろうか？　食事を遅らせたり，避けたりしていないか？　標準的な食事をしているだろうか？

　　日々同じなのか，違っているのか？　ダイエットしている日と，過食している日に分かれていないだろうか？

いつステップ2に進むのか

　最初の振り返りセッションを行ってすぐにステップ2に進むのはよくありません。しかし，2回目のセッション（3～4日後）では，4つの質問を自分に問いかけてみてください。

　　モニタリングしているか？
　　モニタリングに改善点はあるか？
　　週に1度，体重測定をしているか？
　　パターンが明らかになってきたか？

週	過食	嘔吐／下剤	変化の日	体重	出来事
1					
2					
3					
4					
5					
6					
7					
8					
9					
10					
11					
12					
13					
14					
15					
16					
17					
18					
19					
20					

図20 サマリーシート

英語版は www.credo-oxford.com からダウンロードできます。

B：過食	V：嘔吐	L：下剤	CDs（change days）「変化の日」	Wt：体重

表11 サマリーシートの記入方法

欄1：ここは，プログラムに参加して何週経過したかです。ここでは，第1週目を終えていることになります。

欄2：7日間の「過食」（B）の回数を書き入れます。これはモニタリング記録を見て確かめてください。

欄3：ここには，自己誘発性嘔吐（V）や下剤（L）・利尿剤（D）乱用（V/L）といった不健康な体重コントロールをした回数を書き入れます。嘔吐，乱用それぞれ別に記録しましょう。同じく，モニタリング記録から抜き出して書いてください。

欄4：1週間の中で「変化の日」（Cange Days：CDs）の日数を書き入れましょう。「変化の日」とは，プログラムにしたがって最善を尽くすことができた日を指します。つまり，プログラムのこの時点では，正確にモニタリングし，週に1回の体重測定が実行できた日になるのです。過食した日かどうかを言っているのではありません。「変化の日」の定義は，プログラムを進めていくにつれ，変化していきます。

欄5：ここには体重（Wt）を記録しましょう。1週間の間に1回以上体重を測っているならば，体重を測ろうと決めた曜日の分のみ記録しましょう。

欄6：ここにはその他，記録しておくべきことを書きましょう。たとえば，プログラムの次のステップにいつ行くか，などです。また，食事に明らかに影響のあった出来事，たとえば病気になったり，自宅以外のところにいた日などを書いておきましょう。

監訳注：B:binges, V:vomiting, L:laxatives, CDs: change days, Wt: weight

　その後に，サマリーシート（図20）を使って，プログラムの中で進んだことを明確にしてから次のステップに進むタイミングを決めましょう。

　サマリーシートの埋め方のガイドラインは表11にあります。毎週，週の終わりに書き入れましょう。

　図21に，一部書き込んだサマリーシートを載せています。プログラムに参加して6週間経った人の経過です。さあ，あなたのサマリーシートを見てみましょう。「変化の日」はいくつありますか？　6～7つの変化があれば，ステップ2に進む準備ができていると言えます。その場合は，ステップ2のアドバイスを読みながら，ステップ1のモニタリングと毎週の体重測定も続けましょう。もし，6～7つ以上の変化が起こっていなければ，それがどうしてなのかを検討し，3～4日後の振り返り面接までステップ1を続けてください。そしてもう一度，自分の経過を検討し，ステップ2に進むかを判断しましょう。

週	過食	嘔吐／下剤	変化の日	体重	出来事
1	9		4	63.9	ステップ1 開始。
2	7		7	64.8	今週は仕事休み。
3	4		5	64.4	ステップ2。いい週。
4	1		7	62.6	とてもいい週！ジョンが来た。
5	3		4	62.6	うまくいかない……もっと頑張らないと。
6	1		7	63.0	とてもよかった。週末はジュリーと過ごした。
7					
8					
9					
10					
11					
12					
13					
14					
15					
16					
17					
18					
19					
20					

図21　プログラムを始めて6週間経った人のサマリーシート

　終わりになりましたが忘れないでください。プログラムを進めることを急がないことが大切です。最大限の効果を上げるには，次のステップに進む前に今取り組んでいるステップを達成していなければなりません。

ステップ 2
規則正しい食事

ステップ 1：上手にスタートする
セルフモニタリング
体重を週に 1 回，測る

ステップ 2：規則正しい食事
規則正しい食事を確立
嘔吐や下剤・利尿剤の乱用をやめる

ステップ 3：過食に代わる活動を見つける
過食の代わりになる活動
体重がどうなるかわかる

ステップ 4：問題解決法
問題解決法を実践する

ステップ 5：見直し
前進しているかを振り返る
ほかに取り組むべき課題を決める

課題・ダイエット
厳しいダイエットをやめる

課題・ボディイメージ
体型への囚われ，体型を確認してしまうこと，見るのを
避けること，太っていると感じてしまうこと，への対処

うまく終わる
進展を維持する
ぶり返しを防ぐ

　規則正しく食事することが，過食を治すために最も重要な変化で，ほかの何よりも有効です。30年以上の研究結果では規則正しく食事すると，過食がかなりなくなることが一貫して示されています。頻繁であった過食が断続的になったり，完全に止まったりします。効果的にするために，下記のガイドラインに従うことが不可欠です。しっかりと読んでください。

規則正しい食事パターンの確立

　1日3食と2，3回の軽食を決められた通り食べることを目標としてください。たとえば食事のパターンはこのようになります。

　午前 8:00：　朝食
　午前10:30：　午前の軽食
　午後12:30：　昼食
　午後 3:30：　午後の軽食
　午後 7:00：　夕食
　午後 9:00：　夜食（軽食）

きっちり時間通りに食べなくても結構です。
　この食事パターンを取り入れるにあたり，主に4つのことを覚えておいてください。

1. **前もって計画すること**：その日の朝（もしくは前日の晩）に前もって，どんな食事，どんな軽食を摂るのかを計画しておき，その日の記録の最初に，決めた食事時刻を書いておきましょう。その日の1日を通して，次にいつ食事，軽食を摂るのかがわかることになります。予定が立てられない日でも，予定がわかり次第，できるだけ早く食事の予定も立てましょう。次の予定がわかれば，その日の残りの予定を立ててしまいましょう。
2. **予定していた食事と軽食は必ず食べること**：1回も飛ばさないようにベストを尽くしてください。

3. 後で嘔吐したり下剤・利尿剤を使ったりしなければ，**食事や軽食で何を食べるかは問題ではありません**：（この時点では）食べたいものを食べてください。後でお話ししますが，十分な量を食べてください。

4. **食事と軽食の合間に食べないよう最大限努力してください**：このようにして，食事と軽食の区切りを作ります。飛び石のように1日を区切ります。朝は朝食と昼食の間，昼下がりは昼食と午後の軽食の間，夕方近くは午後の軽食と夕食の間，夜食によって夜の時間も2つに区分されます。1日という長い時間を，管理可能な3，4時間程度に分割することで，過食の頻度を減らすことができます。することのない時間が長く続くと，過食しやすくなることが多いからです。

「規則正しい食事」のためのさらなるガイドライン

　計画は硬直したものではなく柔軟なものに：自分のできる範囲で食事と軽食の時間を調整することが重要ですが，規則正しい食事パターンとなるようにしてください。日によって食事の時間が異なるのは当たり前です。たとえば，仕事のある日とない日とでは，予定は違います。

　いつ食べるかは計画で決めた通りにして，空腹感や衝動で食べないこと：からだの声を聴き，その声に応じて食べなさいとよくネットや雑誌に書いてあります。一見，正当なアドバイスですが，過食をする人のからだの信号は歪められてしまっていることが多いのを無視しています。異常な食べ方，特に過食とダイエットを交互に行っている場合には，空腹と満腹をコントロールする正常なメカニズムが破壊されていて，からだの声はもはや食事のタイミングの信頼できるガイドではないのです。規則正しい食事をしていると，空腹と満腹の正常な感覚が戻ってきます——もっともそのためには何カ月もかかりますが，再び，感覚が戻れば，空腹と満腹の感覚を食事の基準とすることができます。最優先は規則正しい食事パターンを維持することです。

　食事と軽食の間を4時間以上あけないこと：食べる間隔をあけすぎると食べたいという心理的・身体的欲求が高まり，過食をしてしまいます。ですから決まった時間，最大4時間以内の食事が賢明です。朝はこの「4時間ルール」を外してもかまいません。朝は過食する可能性が最も低いからです。も

し朝の4時間ルールを外すことができたら，午前の軽食は飛ばしてもよいことになりますし，このことによって悪い影響もありません。

　計画通りの食事と軽食を帳消し（嘔吐，下剤乱用）したいという衝動を克服すること：いつもの食事に計画通りの食事と軽食が加わっても，いずれ，過食の頻度もカロリー摂取も減少してくるので，帳消し（嘔吐，下剤乱用）の必要はありません。仮に嘔吐したり下剤，利尿剤をすぐに飲んだりしても，摂取したカロリーはまったく変わらないことを忘れないでください（まだ疑問を持たれる方は，これらの方法に効果がないことを第4章と第5章を再読して確認してください）。

　太るのが怖くて計画した食事も軽食のときにほんの少ししか食べない人もいます。これでは，心理的にも身体的にも食べたいというプレッシャーが大きくなり，過食するリス

> いずれ，過食の頻度もカロリー摂取も減少してくるので，計画通りの食事と軽食を帳消し（嘔吐，下剤乱用）する必要はありません。

クが高くなるのでよくありません（第4章でお話しした通り）。

　規則正しく食べることは，体重には，ほぼ影響はありません。

　何を食べるのか：お話しした通り，十分な量を食べるなら，食事と軽食で何を食べてもかまいません。どうしても助言をということでしたら，いろんな種類のものを平均的な量食べるというのが最良です。平均の量というのは友達や家族の食べる量で，レシピ，加工商品のパッケージの注意書きなどでわかります。プログラムを実行するのを手伝ってくれる人がいたら，適量がどのぐらいか尋ねてもよいでしょう。大切なことは，食べきったことの埋め合わせに嘔吐したり，下剤や利尿剤を使ったりしなければ，何を食べるかは問題にならないということです。

　最初は，規則正しく食べると膨（ふくれ）れたように感じます：嘔吐，下剤や利尿剤を使わずに食べる習慣がなかった人に特に感じるでしょう。1時間かそこらでこの膨れた感じは小さくなっていき，数週間もすれば膨れた感は無くなっていきます。食事のときはタイトな服を着ず，食後は1，2時間ほど楽しいことに熱中するとよいです（ステップ3，p.163に示した方針に沿ってください）。

　ほかの活動より計画通りに食事を摂ることを優先してください：ほかのことより計画通りに食事と軽食を摂ることを全力で優先してください。もちろんときには計画をほかの重要な用件に合わせる必要があるでしょう。たとえば，夕食が遅くなって午後 10 時になるのなら，予定を変更して午後の軽食と午後 10 時の夕食の中ほどに夜食（軽食）を移動しましょう。

　うまくいかなければ，すぐ軌道修正しましょう：1 日の計画の残りを無駄にしないことはとても重要です。“全か無か”思考では事態を悪くしますので，できるだけ早く軌道修正しましょう。

　食べ方が非常に混乱していたら，1 度にこの食事パターンを導入することはできないでしょう：食べ方が非常に混乱しているのでしたら，少しずつ食事パターンを取り入れていきましょう。まずは混乱の少ないとき，たいていは朝ですが，部分的に取り入れることから始めましょう。次に，前に示したガイドラインに沿って，朝食と昼食（可能なら午前中の軽食）に導入しましょう。数週間後にはほかの食事と軽食のときにも取り入れ，最終的に全部できるようにしましょう。

　図 22 はこのプログラムに取り組んでいる過食症の人が書いた記録です。記録の上部には何を食べようとしていたかが書いてあります。彼女が計画を守ろうとよく頑張っているのがわかります。

普通の食事を摂るために：何をすべきでしょうか

　記録を続けながら，規則的な食事パターンを取り入れていきましょう：簡単だと思わないことです。おそらく問題にぶつかるでしょう。たとえば，食べてはいけない時間に食べたくなるかもしれません。逆に，特に過食後など，食べなければいけないときに食べたくないということもあるでしょう。全力を尽くしてください。そしてどれだけ大変でも，記録はつけてください。これらの問題に対処するため，食事，買いもの，料理へのアドバイスを後でお話しします。さらなるアドバイスはステップ 3 と 4 で行っていきます。

　さあ，このやり方で食事を始め，1 日の終わりにはその日の進捗状況を確かめてください。そうすれば，適切にどう調整すればいいかわかります。た

曜日　**木曜日**　　　　　　　　日時　**7月23日**

時間	食べたもの，飲んだもの	場所	*	V/L	状況，コメント
	計画 朝食　　　－8:00 昼食　　　－12:30 おやつ　　－3:00 夕食　　　－7:00 夜食　　　－9:00				
7：40	オレンジジュース	寝室			あまり覚えていない
8：10	ブランフレーク一皿 小さいブランマフィン デカフェ	台所			食べすぎないこと 少し遅れていて仕事が心配
10：45	デカフェ	会社			
12：35	ターキーサンドイッチ ポテトサラダ（小） りんご デカフェ 水2杯	休憩室			ポテトサラダは危険。 昼ご飯は少し食べ過ぎたけど， 計画通り
3：15	りんご ダイエットコーラ	会社			
7：00	Lサイズのペペロニのピザ バニラアイスクリーム 　2皿 デカフェ	台所	*		アイスクリームは予定外……最悪！
9：30	Sサイズのアップルパイ	台所			軌道修正

図22　プログラムの4週目のモニタリング記録

とえば，夜食の軽食を食べたのがあまりに遅かったために夜中食べるのが止まらなかったことに気付くでしょう。このような場合は夜食をもう少し早くしましょう。

　忘れずに，週末にはまとめのシートを完成させてください。この段階での「変化の日」（CDs）は，過食があっても正確に記録をし，毎週体重を測り，自分が決めた食事パターンを守るよう努力した日のことです。

自己誘発性嘔吐にどう対処すべきでしょう

　過食の後に吐いていても，規則正しい食生活のパターンを導入するにつれて吐くことはなくなっていきます。なぜなら嘔吐は過食と結びついているからです（第4章のp.54をご覧ください）── 過食の問題が解決すれば嘔吐の問題も消えるのです。

　最初の何週間かは，計画した食事や軽食も吐きたいという強い衝動に駆られるかもしれません。もしそうなら，衝動がおさまるまで（たいてい1時間ぐらいでおさまります）気を紛らわすように全力で頑張ってください。誰かと一緒にいることでも吐くのが難しくなります。

　もし過食の後以外でも吐き，その嘔吐の習慣をから抜け出せないのであれば，専門家を受診してください。そのような食事習慣は独力で克服するのは困難です。

下剤や利尿剤の乱用にどう対処すべきでしょう

　第4章でお話しした通り，過食をする人の中には下剤や利尿剤を乱用する人がいます。二つのパターンがあります。一つは食べ過ぎの穴埋め，帳消しのためで，自己誘発性嘔吐と似ています。もう一つは過食の有無に関係なく毎日決まって乱用するもので，ダイエットに似ています。

　自己誘発性嘔吐について言えることはそのまま，帳消しのための下剤乱用に対しても言えます。過食がなくなれば，下剤乱用もなくなります。反対に，過食に関係なく下剤や利尿剤を飲んでいるのであれば，今すぐにこれらを飲

むのをやめると固く決心しましょう。これらの薬がカロリーの吸収の妨げに何の役も立たないということがわかれば，たいていの人は服用をやめることができるものです（p.81 を見てください）。

　ときどき下剤や利尿剤を飲むぐらいでしたら，一気にやめることができます。しかし，第 5 章（p.82）を思い出してほしいのですが，毎日のように薬を飲んでいるのでしたら，急に服用をやめると，何週間か水分貯留となり，確実に体重が増加します。したがって毎日飲む量を週ごとに減らしていって，飲むのをやめていく方がよいでしょう。思いがけず水分貯留が起きてしまったら（手や足がむくむことでわかります），重要なのは，体重が増えるのは脂肪のためではなく水分によるものであること，そして一時的なものであることを思い出すことです。水分が抜けるにつれ，体重は数週間で減っていきます。とはいえ，もし深刻な水分貯留が起きたら医師に診てもらってください。ほかの原因で起きている可能性もあります。

家で食べるときと外食するときのアドバイス

　過食の人にとって，食事の時間，特に外食は苦痛です。次に役立つ情報を載せています。あなたには当てはまらないこともあると思いますが，全部に目を通し，やってみてください。心に留めておいて欲しいのは，永久にこのようにする必要はないことです。これらは食事をコントロールできるようになるための，一時的な方法です。食事の問題がなくなってしまえば，これらをしなくてもよくなります。

　家では決まった場所で食べること：食事をコントロールするため，一定の食習慣を形作るようにします。家で食事は 1，2 ヵ所の場所に固定するのがよいです。手を伸ばしたところに食べものがない，テーブルかそれに代わるようなものがあるところがよいです。寝室や浴室では食べていけません。一部屋しかない場合でも，部屋の中のある場所を決めて，そこで食べます。
　食べているときは，それに集中すること：食べているときに，気をそらしてはいけません。自分のしていることに集中してください。食べているもの

を味わってください。絶対に変な食べ方をしないようにする必要もあります。たとえば，早く食べすぎていないかチェックしてください。自分のしていることに意識的であると，食事や軽食が過食に発展してしまう機会を減らせます。なので食べているときはほかの活動（たとえばテレビを見る）をしないように努めてください。そして座って食べてください。食べながら歩くと，うっかり何か口に入れてしまうことになりかねません。

　食べているときは，余計な食べものが視界に入らないようにすること：食事や軽食を摂るとき，目の前には事前に決めた食べものだけにしてください。予定以上に食べたくならないように，食べものの袋や余分な食べものをテーブルから遠ざけてください。

　必要なら，食べ方をコントロールしてください：速く，無意識的に食べてしまう傾向がある人は，口に食べものが入っている間は箸を置き，食べる合間に休憩を入れてください。食事を残す習慣もつけてください。もったいないですが，過食の可能性を最小化するためならまったくもったいなくありません。そして残したものは捨てましょう。プログラムのまだこの段階では，誘惑に弱いからです。

　誰かと食べるときは，勧められて予定していた以上に食べないことです：お代わりをしたり，欲しい以上に食べるようプレッシャーをかけられたりすることがよくあります。このプレッシャーに抵抗しなければいけません。きっぱりと，しかし礼儀正しく断りましょう――たとえば「どうもありがとう。もう十分食べました。おいしかったです」というように。それでもお皿にほしくない食べものを置かれたら，触らないでおきましょう。そのような状況では礼儀知らずなのはその人であって，あなたではありません。

　外食するときは，食事の途中で状況をよく考えましょう：レストランや誰かの家で食事すると，コントロールしにくくなります。どんな順番で食事が出てくるのか，どれぐらいあるのか，事前にはわからない場合もあります。だから何が起きているのかを注視し，食事の合間に状況を把握する必要があります。ちょっと失礼するのです――たとえば，急いで電話しないといけないといって，テーブルを離れ，考えを整理するのです。理想的には，モニタリング記録用紙を取り出し，次に何をすべきかを考えながら用紙を埋めるこ

とです。いくつも出てくるコース料理では，食べる量をいちいち減らそうとするよりも，一つや二つ飛ばす方が簡単です。

バイキングは特に困難です。最もよい方法は，どんな食べものがあるかをしばらく眺め，それからちょっと身を引いて，自分は何を食べるのかを考えることです。食べ終わったら食器を片づけて，食べものから遠ざかりましょう。

そうはしたくないでしょうが，外食時にアルコールを飲み過ぎないことです。アルコールを飲み過ぎてしまうと，判断能力や意志が損なわれてしまうからです。

買いものと料理についてのアドバイス

過食の人の多くが，買いものと料理にも困っています。これらの問題への対処を紹介します。食事へのアドバイスと同様に，あなたにすべてが当てはまらないかもしれません。

過食しそうな食べものは多くを買わないこと：プログラムのこの段階では過食の引き金になりそうな，または過食しそうな食べものには近づかないことがベストです。置いておくのはよくありません。買いものでは，それらの食べものを買ってはいけません。必要なら，最低限だけ買ってください。

十分量の食べものがあるのだと受け入れるよう，自分に言い聞かせましょう：重要なのは，味わって食べられる量の食べものがすでにあることです。

買いものは計画を立てて。当分の間，とっさの思い付きで食べものを買ってはいけません。前もって買いものの計画を立てて，買いものリストに忠実に買いものしましょう。できることなら，おなかがすいているときや過食する危険を感じる日には買いものを控えましょう。オンラインショッピングもいいでしょう。

料理をするときは，味見するのをやめましょう：作っているもののつまみ食いは，過食の引き金になることがあります。ガムを嚙めばつまみ食いがほぼ不可能になります。

食べものに不必要に接触するのをやめましょう：第4章で見たように，過

食の人は，食べものや食べることで頭がいっぱいなので，食べものや料理に入れ込んでしまいます。ときに，周りの人に料理を作ることに多大な時間を費やす人がいます。しかし不必要に食べものに晒（さら）されるのは明らかに危険ですので，これは我慢しなければいけません。また人に食べものを押し付けたがる人もいますが，これはよくありません。あなたが人にしてもらいたいように，ほかの人に接するべきなのです。してあげてもいいですが，ほしいと思う以上の食べものを食べるよう強要してはいけません。また過食の人が直接的あるいは間接的に食べものを扱う仕事をすることも珍しくありません。もしあなたがそうで，食べものを扱う仕事をすることが摂食障害に影響を与えているようであれば，仕事を変えることを真剣に考えるべきです。

ステップ 2　振り返りのセッション

　規則正しい食事パターンが確立してくるのに数週間はかかります。もっとかかるかもしれません。1 週間に 2 回は進行具合を確認しましょう。毎回記録をよく読み，週に 1 回サマリーシートを完成させましょう。この段階での「変化の日」というのは，きちんと管理できた日のことを言います。たとえばきっちり週に 1 回，体重を測り，規則正しい食事パターンを計画通り実行しようと頑張っており，過食したかどうかです。

　ステップ 2 の振り返りセッションは 3 つからなっています。一つめは，ステップ 2 を読み直して，自分が何を試みているかを再確認することです。二つめは，ステップ 1 の 4 つの質問を自分に問いかけることです。

　　記録（モニタリング）しているか？

　　記録（モニタリング）に改善点はあるか？

　　パターンが明らかになってきたか？

　　週に 1 度だけ，体重測定をしているか？

　三つ目はステップ 2 に関する次の 8 つの質問を自分に問いかけることです。

1. **毎日，食事と軽食の計画を立てていますか？**　食事をコントロールするためには，後追いではなく，問題の一歩先にい続ける必要があります。毎朝（もしくはその前の晩），翌日の食事や軽食を計画し，計画を実行できるよう全力を尽くさなければなりません。こうしていると問題を予測できるようになり，突然，壁にぶつかることがなくなるでしょう。

2. **その日の計画した食事と軽食をきちんと食べようとしていますか？**　これがプログラムの最も重要なところです。

3. **食事や軽食を抜かしていませんか？**　食事や軽食を抜かさないというのはとても重要なことです。抜かしてしまうと，過食してしまいかねないからです。

4. **食事や軽食の間は4時間以内ですか？**　過食しないようにするためには，食事と軽食の間隔は長すぎてはいけません。4時間以上長くなってはいけません。

5. **自分の決めた食事と軽食を食べていますか？**　目標は自分の計画した食事だけを食べることです。これに成功していれば，記録は計画通りにきれいなパターンになっているはずです。さらにそのパターンは記録の最初に書いた計画通りであるはずです。

6. **うまくいかないと，逆戻りしてしまっていませんか？**　うまくいかないときでもあきらめないことが肝心です。過食の人は，その日にちょっとでもうまくいかなかったことがあると，その日全部が台無しになったと考えがちです。これはよくない，全か無かの考え方です。

   規則正しい食事パターンを始めたばかりの頃には，まだ過食をしているかもしれません。でも落胆する必要はありません。重要なことは，過食の後にできるだけ早く，翌日まで延ばさず軌道修正をすることです。過食後の食事や軽食を飛ばさないように頑張ってください。そうでなければまた過食してしまうことになるからです。

7. **食事や軽食のタイミングを予定や状況に合わせていますか？**　食事パターンは厳格過ぎてはいけません。——そうでないと特別なことが起きたときに大変なことになります。記録を振り返ってみて，特別なことが起きたか，そのときにうまく対処できていたか検討してください。

8. **嘔吐や下剤，利尿剤の乱用についてのアドバイスに従っていますか？**

    第4章で見たように，これらの行為は過食を促進します。ですからこの章のアドバイスに従って，これらをやめることが不可欠なのです。

ステップ3に進むかどうか決める

この食事方法を確固たるものにするには何週間もかかります。しかし次に進むのに，規則正しい食事パターンができるまで待つ必要はありません。なぜならステップ3は，

> ステップ3は，ステップ2をより確かなものにするのに役立ちます。

ステップ2をより確かなものにするのに役立つからです。大事なのは，毎週6〜7日は「変化の日」であることです。もしそうでないなら，ステップ2を読み直して，あと1週間はこの段階をやってみましょう。

次に進む準備ができたら，ステップ1と2を続けながら，ステップ3に取りかかりはじめましょう。

ステップ3

過食に代わる活動を見つける

ステップ1：上手にスタートする
セルフモニタリング
体重を週に1回，測る

ステップ2：規則正しい食事
規則正しい食事を確立
嘔吐や下剤・利尿剤の乱用をやめる

ステップ3：過食に代わる活動を見つける
過食の代わりになる活動
体重がどうなるかわかる

ステップ4：問題解決法
問題解決法を実践する

ステップ5：見直し
前進しているかを振り返る
ほかに取り組むべき課題を決める

課題・ダイエット
厳しいダイエットをやめる

課題・ボディイメージ
体型への囚われ，体型を確認してしまうこと，見るのを
避けること，太っていると感じてしまうこと，への対処

うまく終わる
進展を維持する
ぶり返しを防ぐ

　「規則正しい食事」は，計画通りに食事と軽食を摂り，その合間には食べないという2点からなります。ステップ3は，合間に食べないようにすることと，体重の変化をどう捉えるか，その考え方へのアドバイスを目指しています。

　規則正しく食事を始めた最初のときは，食事と軽食の間に食べたい気持ち，そしてその後に吐きたい気持ちが生まれることは珍しくありません。その気持ちがどんどん高まって抵抗できない状態になってしまうとよく誤解されますが，実際は，高まっても徐々に落ち着いていきます。食べ吐きしたい気持ちが最も高まっている1時間やそこらのときに，積極的に自分の気持ちを紛らわせることによって，その欲求に屈しないように諦めずに挑戦してください。状況の応じて活動できるよう，前もって，そのようなときにすることのリストを準備しておくのがいいでしょう。

代わりとなる活動を準備しておく

　最初のステップは，それをすると食べ吐きの欲求に抵抗できそうな活動を考えることです。欲求が最高潮な1時間ほどの間，行います。どの活動を選ぶかは人によって違いますが，典型的なものは下記の通りです。

　　散歩やサイクリングに出かける
　　友達や知人に電話したり，会いに行く
　　体操
　　Eメール
　　フェイスブック
　　インターネット
　　テレビゲームをする
　　入浴する，あるいはシャワーを浴びる
　　面白い映画やお気に入りのテレビ番組を見る

　目標は，自分に合った活動リストを作ることです。一般的に，代わりとな

る活動には 3 つの要素が必要です。

1. じっとしていること（テレビをボーと見ているなど）よりも活動的なこと（何かに取り組むなど）であること。
2. 楽しめること（しんどいと感じないこと）。
3. 実際に現実にできること（これならできると感じるもの）。

　いくつかのコツがあります。自分の音楽コレクションを見返して，楽しい気持ちや，気持ちが元気づけられる音楽を見つけましょう。心が変わり，食べ吐きへの欲求への対処に役立つ音楽です。この目的のためのプレイリストを作ってみるのもいいかもしれません。

　代わりとなる活動のリストを作成したら，カードに書き写すか，持ち歩けるようスマホのノートなどに残しておきましょう。とにかく，食べ吐きしたくなったときにすぐに取り出せるものでなければいけません。

　また，自分の欲求に気がつく必要があります。できるだけ早く欲求に気がつき，対処することが重要です。そのため，こうした欲求に気がついたらすぐに，モニタリング記録の欄 6 に書き留め，代わりとなる活動のリストを取り出してください。

代わりとなる活動に置き代える

　今は午後 7 時で，夕食はすでに食べ終わっています。食べ過ぎたと感じて嘔吐したくなっているかもしれませんし，あきらめて過食したくなっているかもしれません。その日はストレスの多い 1 日でとても疲れており，夜の予定が何もなかったのです。そうした場合は明らかに誘惑に負ける危険があります。適切に記録していれば，問題が迫っていることに気付くことができ，一歩進んで対応することができるでしょう。夕食はすでに書き終え，欄 6 には「食べ過ぎたと感じた。疲れていて，夜は長く感じ，とても過食したい。」と書かれています。この状況にどのように対応すべきでしょうか？

　ここでは，2 つの問題が絡み合っています。嘔吐や過食への強い欲求と，

予定が何もないということです。ステップ3は，嘔吐や過食への強い欲求について取り組み，ステップ4は，予定がないという，その日，その日の問題に焦点を当てます。

　話を嘔吐や過食への強い欲求に戻すと，次に挙げる2つのことを念頭に置きましょう。

1. 時間は過ぎます。そして，欲求は時間とともに消えます。たとえ30分でも欲求が弱まるには十分ですし，30分経てばもっと欲求に対抗できるようになります。
2. 気がまぎれるような，活動的で楽しめることをしてみましょう。

　さあ，活動リストを見直してみましょう。何も予定のない午後7時，何ができるでしょうか？　2つやってみることになりました。まずは運動です。そんな気分ではないかもしれませんが，運動すると気持ちが晴れますし，食べたい気持ちも抑えることができます。また，くつろいだ気持ちにもなるでしょう。運動前に，後でできれば会おう，と友達に電話してみようと決心しています。9時ごろに軽食を食べたい気持ちが湧いてきそうなことも意識しています。

　こうした計画があると，食べたくなる気持ちに対抗することができます。友達に連絡をとると気が紛れますし，それで前向きな気持ちになれるかもしれません。運動してシャワーを浴びると時間も経って，気持ちもいいことでしょう。

　計画はこのように役立ちます。食べ吐きへの欲求はそうしている間に和らいでいくのに気がつくでしょう。また，実践していくと欲求が消えるのはより早くなっていきます。最終的には，欲求はなくなったり，無視できるくらい弱くなっていきます。

　こうした「欲求をかわす」プロセスには，以前は過食でごまかされていた不快な考えや感情に気付くという副作用があります。ところが，これは有意義な変化で，感情をごまかさずに感じられるようになります。ステップ4でこれへの対処方法を詳しく説明します。

代わりとなる活動に置きかえる：どうするのか

　食べ吐きへの欲求を感じたら，そのたびに，代わりとなる活動を実際に行ってください。振り返りセッションごとに，自分が前進したところを評価します。そして毎週，忘れずにサマリーシートに書き込みます。「変化の日」の基準は，正確にモニタリング記録しているか，週に1回体重を測っているか，ステップ2でお話しした規則的な食事を摂ろうと努力しているか，過食はしていないか，そして，食べ吐きへの欲求に代わりとなる活動リストを活用し対処しているか，です。

ステップ3　振り返りセッション

　振り返りセッションでは，記録（モニタリング）とサマリーシート（週ごと）を検討して，ステップ1，2に関係するものに加えて，次の四つの質問を自分に投げかけてみてください。

1. **代わりとなる活動リストを活用していますか？**　事前にリストを作って持ち歩いているはずです。必要なときに対処できるように，リストを手元に置いておかなければなりません。活動によって，役立つもの，役立たないものがあるので，経験をもとに修正していきます。

2. **食べ吐きへの欲求を記録していますか？**　記録（モニタリング）の欄6に記入されていると思います。適切な対処のために，後回しにするのではなく欲求を感じたそのときに記録すべきです。

　　ステップ3開始以降の記録（モニタリング）を見直してみましょう。食べ吐きへの欲求はありましたか？　欲求が生じたときに記録していましたか？　あらかじめ決めていた食事や軽食以外に食べものを口にしていたとしたら，食べ吐きへの欲求が起きていた証拠です。

3. **必要なときに代わりとなる活動のリストを活用しているでしょうか？**　食事と軽食の間に食べたい，あるいは吐きたい欲求を感じたときに活動リストを使っていましたか？

4. **代わりとなる活動の利用は改善されているでしょうか？**　これまで対処

を試みてきたなら，それはうまくいったでしょうか？ 素早く対処でき
たでしょうか？ リストの活動に取り組んだでしょうか？ 活動は役に
立っているでしょうか？ 適時リストを修正していますか？

週に1〜2回，以上のような振り返りセッションを行ってください。

ステップ4に進むタイミングを決める

　代わりの活動を実行する機会があるかないかによって，ステップ3の期間
は左右されます。振り返りセッションで，食べ吐きへの欲求があり，うまく
それに対処できていなかったとしたら，次に進むのは先延ばしになります。
代わりの活動を実際に用い，うまくいくことが重要です。あらゆる機会をと
らえて実際に使ってみることが大切です。

体重はどうなるのか？

　この段階まで来ると，体重がどうなるか，わかってきていると思います。
大半の人は，体重に変動があってもほとんど変化しないことがわかったで
しょう。前にもお話ししましたが（p.139），このことを科学的に見てみたい
なら，週ごとの体重をグラフに記録してみましょう。図23に例を示してい
ます。その前に，次の3つの理由から，体重グラフの解釈は人が思うよりも
ずっと難しいことを説明しておきます。

1. 特に水分量の問題から，体重には不確実なところが含まれています。体
　重を測ったときにどれくらい水分を含んでいるかはわかりませんが，体
　重に大きな影響があるのは事実で，毎日変化します（第5章，p.71を参
　照してください）。

2. 数週間見ないと，体重の傾向に
　ついて判断するには材料が足り
　ず，増減や現状維持の状態を判
　断するのは不可能です。

> 体重がどうなるか判断するには，
> 直近の数字ではなく4週間以上さ
> かのぼって見る必要があります。

3. 体重がどうなるか見るには，直近の数字ではなく4週間以上さかのぼっ
　て見る必要があります。体重は多くのものに影響を受け，個々の数字だ
　けで評価するのはとても難しいからです。

　以上のことを頭に置いて，グラフを見ながら体重の変化について考えてみ
ましょう。もし手元にあれば，傾向をつかむために透明の定規を使ってくだ
さい。図24の点線は，体重の基本傾向を示すものです（点線は，定規を使っ
て割り出されたラインです）。点線が最新の体重のラインと一致しないとこ
ろに注目してください。これはよくあることです。コツは二つあります。
　一つ目はグラフを90度回してグラフを水平線から見ると，左右どちらへ
の傾向も明らかではないことがわかります。二つ目は，客観的になることが
困難ならば，個人と関係ないグラフ（たとえば，過去ひと月の週間降水量な
ど）として見ることです。

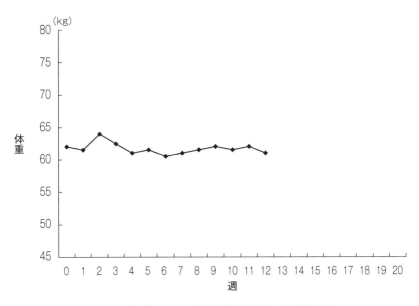

図23　プログラムに12週間参加した人の体重グラフ

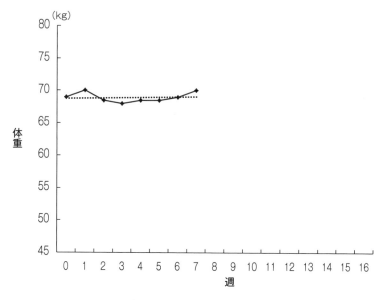

図24　プログラムに7週間参加した人の体重グラフ
点線は体重の基本傾向を示している

　プログラムのこの段階で，体重はほとんど変化がないとの結論が出ることでしょう。しかし，二つの可能性について考えておかなければなりません。

1. **プログラムを開始してから体重が落ち続け，体重不足になっている場合：**（p.127の表9を参照）。受診して，医師にプログラムに取り組んでいることを説明し，助言を得る必要があります。このプログラムはあなたに適していません。食事や軽食のときに食べる量が少なすぎる可能性があります。そのことが，過食をやめるための努力の足を引っ張る可能性もあります。

2. **プログラムを続けるうちに体重が増え続ける場合，二つ確認する必要があります：**一つは，あなたの体重が医学的に見て標準体重を超えていないかということです（p.227の付録Ⅱを参照）。そうであれば，医師と相談するといいでしょう。その際，食事がコントロールできるようになるための，科学的に実証されたプログラムに参加していることを説明して

ください。これは体重制限のためのプ
ログラムではないのです。過食してい
る，あるいは標準体重を超えていると
きにどうするかを付録Ⅲに記載してい

> 過食や標準体重を超えたと
> きに，どうすべきかを付録
> Ⅲに記載しています。

ます（p.231）。前にもお話ししましたが，食事がコントロールできるよ
うになれば体重もぐっとコントロールしやすくなります。

　もう一つ考えなければならないのは，プログラム開始前，体重が標準を下
回っていたのではないかということです。その場合は，体重が健康的な水準
まで増えてきていると考えることができます。このことは受け入れがたいか
もしれませんが，よいことなのです。
　過酷なダイエットは絶対にしないでください。これまでの改善が台無しに
なってしまいます。

ステップ4
問題解決法

ステップ1：上手にスタートする
セルフモニタリング
体重を週に1回，測る

ステップ2：規則正しい食事
規則正しい食事を確立
嘔吐や下剤・利尿剤の乱用をやめる

ステップ3：過食に代わる活動を見つける
過食の代わりになる活動
体重がどうなるかわかる

ステップ4：問題解決法
問題解決法を実践する

ステップ5：見直し
前進しているかを振り返る
ほかに取り組むべき課題を決める

課題・ダイエット
厳しいダイエットをやめる

課題・ボディイメージ
体型への囚われ，体型を確認してしまうこと，見るのを
避けること，太っていると感じてしまうこと，への対処

うまく終わる
進展を維持する
ぶり返しを防ぐ

　過食は訳もなく生じているのではありません。第1章でお話しした通り，その多くは，人間関係の問題など不快な出来事や状況によって引き起こされるのです。ですからこの種の問題に対処するスキルを向上させることが重要です。これがステップ4の焦点になります。たとえ過食が外的な要因によって引き起こされていなくても，問題解決のスキルの向上は有益です。

問題解決のスキルを養う

　問題解決法は非常によく研究されており，非常に役立ちます。以下により上手に問題解決できるためのガイドラインを示します。

どうやって問題解決するのか

　効果的に問題を解決するためには6つのステップがあります。問題解決が上手な人は，これらのステップを無意識に行っています。同じステップを踏めばあなたも問題解決が上手になります。すでに，前章ステップ3で過食要求への対処で，無意識のうちにこの方法を用いていますが，ここではその過程を定式化しましょう。問題の効果的解決は次の6つのステップからなります。

　　ステップ1：できるだけ早く何が問題かを特定する。
　　ステップ2：問題を明確にする。
　　ステップ3：できるだけたくさん解決策を考える。
　　ステップ4：それぞれの解決策を詳細に考える。
　　ステップ5：いちばんよい解決策もしくは解決策の組み合わせを選ぶ。
　　ステップ6：解決策の実行。

　もっと問題解決をうまくするために，7つ目のステップ，いかにうまく"問題が解決されたか"を振り返るステップがあります。では各ステップについて細かく述べていきましょう。

ステップ1：できるだけ早く何が問題かを特定する：素早く問題にスポッ

トを当てられれば，問題が対処できないほど大きくなるのを防げます。ステップ 3 で取り上げた例（p.165）で言うと，——夜に何もする予定がないという——問題に標的を定めることで，その日の午後に前もって予定を考えるという対処ができます。次善なのは，問題が起こったそのときに，問題を特定することで，夕食後の予定がないことを特定した，そのときに予定を考えるわけです。

　問題が引き起こされるきっかけがあるかもしれません。イライラしたり過食の欲求を感じ始めたりするのがそれです。過食したいという欲求は，問題が起きつつある確かなサインであることが多いので，過食したくなったときは，その背景に何らかの問題があるのではないかと考えてみてください。

　問題が一つ以上のときもあります。その場合，二つの問題を分けて考え，解決策も別々に考えましょう。なぜなら問題によって解決策は異なるからです。

　ステップ 2：問題を明確にする：正しい解決法を見つけるには，問題の特徴を分析することが不可欠です。先ほどの例に戻ると，問題は過食したい欲求だと思うかもしれません。実際には，本当の問題に対して反応して欲求が生じていて，それは夜にすることがなくて退屈だということです。正しくとらえると，問題は「今夜はすることがなくて退屈だということ」です。

　ステップ 3：できるだけたくさん解決策を考える：自分を検閲してはいけません。創造的でありましょう。可能な解決法はすべて考えてみましょう。こうすればよりよい解決法に出会えるようになります。前の例に戻ると，次のような解決策を思いつきました。

　テレビを見る。
　ベッドに横たわる。
　フェイスブックをする。
　友達に電話して暇かどうか聞く。
　部屋を掃除する。
　ジョギングする。

　ステップ４：それぞれの解決策を詳細に考える：たとえば，先に挙げた解決法を詳細に考えていきます。

　　テレビを見る：これはいいアイディアではありません。見たいものがなくて退屈することが多いからです。過食の可能性が反対に大きくなりそうです。

　　ベッドに横たわる：これもいいアイディアではありません。イライラしたらベッドに横たわるのがあなたの癖かもしれませんが，何も解決しません。それどころか，もっと気分が悪くなります。罪悪感を持ちやすいのです。自分がダメな人間であるように感じ，結果として過食してしまいます。

　　フェイスブックをする：この瞬間においてはダメな方法です。自分のことをよく思っていないので，ほかの人がうまくやっているように思えると，より自分がみじめになります。

　　友達に電話する：悪くない考えです。過食したくなると，いつもはとじこもってしまっていましたが，誰かが電話してくれると気分が上がります。さらに会えたら，もっとよいです。誰かが電話してくれるのを待つ必要はありません。電話すればよいのです。もし相手が忙しくて長電話できなければ，そう教えてくれるはずです。

　　部屋を掃除する：もう部屋はきれい！　人生を楽しむ必要があります！いつも生産的である必要はありません。

　　ジョギングする：本当は悪くない考えです。でも今の体重を考えると，ジョギングは楽しめません。それに食べ過ぎましたし，雨も降っています。ウォーキングもよいかもしれません。室内で体操すれば気分がよくなるので，同じくらいの効果がありそうです。濡れるのはよくありませんからね！

　ステップ５：いちばんよい解決策もしくは解決策の組み合わせを選ぶ：いちばんよい解決策を選ぶことは難しくありません。使えそうな解決策を思いつき，それらの可能性を注意深く検討できたら，どれが最良の解決策，また

は解決策の組み合わせかというのは結構はっきりとわかるものです。

　例に戻ると，友達に電話するのと体操するというのが最良の解決策でした。これらは過食したい衝動に対処するための代わりの活動の選択肢としても使えます（プログラムのステップ3です）。実際過食したくなったとき，特に効果を発揮するでしょう。

　ステップ6：解決策の実行：最後のステップは，解決策を実行に移すことです。選んだ解決策にこだわる必要はありません。いい方法でないと思ったら，ほかの解決策を試してみましょう。

　追加のステップ：問題解決策を振り返る：上手に問題解決ができるようになるためには，この最後のステップを踏む必要があります。このステップは，**通常，次の日に，もっと上手にできなかったかどうかを検討しつつ問題解決の全課程を振り返る**ことです。この時点では，問題を解決できたかどうかではなく，もちろんこのことも大事ではありますが，むしろうまく問題を解決したかどうかということが重要なのです。問題は解決したけれども，あまり上手ではなかったということもあるかもしれません（たとえばたった一つしか解決策を思いつかずに，それをするしかなかった場合）。ある意味ではこれでも成功例と言えますが，上手な問題解決であるとは言い難いです。目標は上手に問題解決ができるようになることである，ということを覚えておいてください。努力してスキルを上げるのです。

　例に戻ると，まず3人に電話したとします。そのうち2人が電話に出てくれました。そのときは会う時間が2人ともなかったのですが，近況を聞くことができ，翌週あたりに会う約束をしました。それから，自分を奮い立たせ，速足で長い距離を歩きに行きました。およそ40分歩きました。疲れましたが（しかもびしょぬれです），家に帰ったときに，出る前より健康的で頑張った気になれていました。しかも過食したい気持ちはなくなっていました。このとき9時15分，予定していた夜食の軽食の時間になっていました。

　翌日，問題解決について振り返りました。ステップを一つずつ検討しました。何が問題かをもっと早くに気付けばもっと上手に問題を解決できたので

はと考えました。振り返れば，午後，退社する前に，問題を完全に特定できる可能性があったと思いました。とはいえ，ほかの5つのステップは結構うまくやり遂げていました。この振り返りによって，過食したいという状況に対処できたとはっきりと証明されました。以前なら過食してもっと気分が悪くなっていたでしょう。

問題解決のスキルを向上させる

　問題解決法をできるだけ多く実践しましょう。大小，さまざまなタイプの問題に適用できます。仕事の問題，人間関係の問題といった，摂食障害と完全に関係ない問題にも使えます。

> 問題解決は仕事の問題，人間関係の問題も含めて大小，さまざまなタイプの問題に適用できます。

　問題が解決したときには記録しましょう。解決のステップを記憶にとどめておくだけでなく，書き留めておく方がはるかによいです。今から問題を探してみましょう。問題が見つかったら6つのステップを実践し，翌日にプロセス全体を振り返りましょう。

　このためにモニタリング記録用紙を使うのもいい方法です。「問題」を6つの欄に書き込んだ用紙を用意し，6つのステップをやり遂げます。振り返りで（追加のステップ）気付いたことも書き留めておきます。図25と26は私たちが先ほど議論した例が書かれている記録です。

先手を打つ問題解決法

　最近，さらに「先手を打つ問題解決法」と呼ばれるものがあります。これは問題を特定化するのに時間がかかりがちな人のために考えられたものです。問題に早く気付けば，後で気付くものよりも取り組みやすいです。この方法では，今日1日が終わるまでに何か問題が起こる可能性はないかと何度も検討し，先回りして問題を解決できるようにします。やり方はとても簡単で，記録用紙記入時に，いつもその日の後のことについて検討するのです。こうすることで困難を予想し，その場ですぐに問題を解決することができるのです。

曜日　*月曜日*　　　　　　　　日時　*11月3日*

時間	食べたもの，飲んだもの	場所	*	V/L	状況，コメント
	計画 *朝食　　−8：00* *昼食　　−12：30* *おやつ　−3：00* *夕食　　−6：30* *夜食　　−9：30*				
8：40	*コーヒー* *グラノーラ*	*台所*			
10：45	*コーヒー*	*職場*			*仕事は大忙し。やることが多すぎる。* *絶対無理な締め切り。*
12：40	*トマトスープ* *食パン* *オレンジ大* *コーヒー*	*職場*			*短時間での昼食。*
3：15	*オレオ2枚*	*オフィス*	*＊*		*疲れた……2枚目は食べるつもりではなかった。*
6：45	*ラザニア* *サラダ大とドレッシング* *ダイエットコーラ*	*台所*			*昨日の残り。* *考えずに速く食べすぎた。* *すごいストレス。* *今夜することがない。* *ものすごく過食したい。* ***問題***
9：15	*フルーツサラダ*	*台所*			*過食せずに済んだ！* ⟶ *早く寝よう。*

図25　「問題」を明らかにする記録の例

1. 実行

2. 今晩することが何もないので退屈。仕事でうまくいかなかったので疲れてストレスを溜めている。

3. テレビ　友達に電話
   ベッドに横たわる　部屋を掃除する
   フェイスブック　ジョギング

4. テレビ——見たいものがない。危険。
   ベッドに横たわる——よくない考え。結局もっと気分が悪くなりそう。
   フェイスブック——イライラしそう。
   友達に電話する——いい考え。ずいぶん長い間電話していない。
   部屋の掃除 —— 十分きれい。
   ジョギング——食べすぎたのでしたいと思わない。雨。

5. 友達に電話する。つながらなかったら、歩きに行く。

振り返り（翌日）
午後に問題に気付けなかったか——気付いていたらもっといろいろな案が出ていたかも。でもうまくいった。しばらく話をしていないKに電話した。しばらく会わなかった距離を縮めるにはとてもよかった。来週末会うことになった。電話の後はずっと気分がよくなった。歩きに行く必要もなくなった。

過食を避けることができた！

図26　図25に示した記録の振り返り。問題解決がうまくいった例

ステップ4　振り返りのセッション

　振り返りセッションでは，モニタリング記録用紙とサマリーシート（週ごと）を検討して，ステップ1，2，3に関係するものに加えて，次の3つの質問を自分に投げかけてみてください。

1. **問題解決法を十分に利用しているでしょうか？**　重要なのは過食に結びつきそうかどうかに関係なく，問題解決スキルを実践する機会を見つけ出すことです。些細な問題であっても，あらゆることがスキルを高めるチャンスとなり得ます。

　　問題解決法を「強迫的（細かすぎる）」，合わないと思われるかもしれません。実際そういうところもありますが，努力する価値はありますし，永久的にする必要もありません。コツがわかれば，多くの人がこんなに役立つものなのかと驚きます。摂食障害が治った後も，問題解決法を続ける人がいます。もういいと，やめる人もいます。現時点では，問題解決法の実践が重要です。

2. **適切に問題解決法を用いていますか？**　6つのステップに従い，書き留めることが重要です。こうすると考えがはっきりしますし，後で振り返りをするときに役立ちます。

3. **問題解決法を振り返っているでしょうか？**　問題解決スキルを向上させるために振り返ることが重要です。問題が解決したかどうかではなく（解決していて欲しいですが），できる限り6つのステップに従ったかどうかが重要になります。もっと上手に問題解決法を使えなかったでしょうか？

　そして，毎週，そのまま忘れず，サマリーシートを完成させてください。この段階での「変化の日（CDs）」は，体重測定は週に1回を守れ，過食の有無はともかく，ステップ2から始めた計画通りに，規則正しい食事パターンを守ろうと全力を尽くせた日，ステップ3から始めた，食べ吐きへの欲求に対して，代わりの活動リストを使えた日，そして，このステップの，あらゆる機会で問題解決法を実践した日です。

ステップ5に進むタイミングを決める

　前に述べたように，問題解決法実践の機会があるかもしれないし，ないかもしれませんので，次のステップに進むかどうかの明確なガイドラインを提供することは不可能です。しかし，過食が頻繁ではなくなり，ステップ2，3，4を行って6～8週間経っているのなら，ステップ5に進み，見直す好機です。

ステップ5
見直し

ステップ1：上手にスタートする
セルフモニタリング
体重を週に1回，測る

ステップ2：規則正しい食事
規則正しい食事を確立
嘔吐や下剤・利尿剤の乱用をやめる

ステップ3：過食に代わる活動を見つける
過食の代わりになる活動
体重がどうなるかわかる

ステップ4：問題解決法
問題解決法を実践する

ステップ5：見直し
前進しているかを振り返る
ほかに取り組むべき課題を決める

課題・ダイエット
厳しいダイエットをやめる

課題・ボディイメージ
体型への囚われ，体型を確認してしまうこと，見るのを
避けること，太っていると感じてしまうこと，への対処

うまく終わる
進展を維持する
ぶり返しを防ぐ

　過食がとぎれとぎれに続いている場合や，まだステップ2，3，4に6〜8週間とどまっているときは，見直しのよい機会です。「見直し」とは，これまでの歩みを詳細に見返すことです。この作業には，サマリーシートが必要になります。

プログラムを続けるべきか？

　ここまで，プログラムが役立っているとしたら，目に見える兆しがあるはずです。規則正しい食事（ステップ2）が過食に代わって機能しているでしょうし，代わりの活動（ステップ3）は過食に対抗するのに役立っているでしょう。また，問題解決法（ステップ4）は，過食の引き金になりかねない日々の問題への対処方法となっているはずです。しかし，改善がなかったり，プログラムが自分に合っていないと感じているかもしれません。そのときは，見直すいい機会です。あなたはどの「状態」でしょうか。

1. **物事がうまく進んでいる**：過食の回数が明確に減ってきたとしたら（その場合，嘔吐や下剤・利尿剤の乱用も減っているでしょう），プログラムを続けるべきです。とてもよくやれているという有望なサインです。
2. **ほとんど変化がなく，プログラムに最大限努力して取り組めていない**：自分がプログラムに努力して取り組んでいないことを自覚しながら，かつ食行動の改善が見られない場合には，変化しようとどれだけ決意できているかを考えてください。第Ⅱ部の初め（p.121ページ）の「なぜ変わろうと思うのか？」という章を読み直して，なぜ自分がプログラムに取り組み始めたのかを思い出してください。それで，変わりたいと本当に決意したならば，少し休憩してからプログラムを再開しましょう。もし，本当に変わりたいのか自信を持てなければ，プログラムをやめてみるのもいいでしょう。今は面倒くさく感じていたり，時期が悪いのです。将来いつでも，取り組んでいたところからプログラムを再開できます。
3. **最大限努力しているにもかかわらずほとんど変化がない**：全力を尽くしていて，1週間に「変化の日」が数日はあるのに，過食の頻度が変わら

ない場合，プログラムが機能していない可能性があります。これには，摂食障害が自分一人で克服するにはあまりに深刻過ぎるとか，第4章で述べたような，摂食障害を維持させる要因が強固で，それを崩そうとしても続かないことなどの理由が挙げられます。どちらかが当てはまれば，援助を求めることを真剣に考

> 一番多いのはうつ病ですが，自己評価の低さ，自己主張の困難さ，完璧主義といった問題や，人間関係が十分でなかったり生活環境などさまざまな問題が併存することがあります。

えねばなりません。付録Ⅰにどうすればいいかが述べられています。

> 摂食障害が改善すると，気分が安定し，自己評価や人間関係も改善されます。

　もう一つは，併存症が前進を阻んでいる可能性です。ほかの精神障害を併存していること（これを併存症と呼びます）はよくあることです。一番多いのはうつ病ですが，自己評価の低さ，自己主張の困難さ，完璧主義といった問題や，人間関係が十分でなかったり生活環境などさまざまです。しかし併存の問題が深刻でなければ，必ずしも変化の妨げになるわけではありません。そして，過食の問題が克服されると，併存する問題もよくなります。摂食障害が改善すると，気分が安定し，自己評価や人間関係も改善されます。しかし，併存する問題の程度がひどければ，それが原因となって改善が妨げられます。二つの例を示しましょう。人間関係から生じる日々のストレスによって過食が引き起こされている場合，関係が改善しなければ過食の克服も難しいことがあります。また，完璧主義に陥っている場合もあります。とても高い基準を自分に課している場合があります。これは悪いことではないのですが，基準が高すぎてどうやっても達成できない場合，プログラ

> 併存する問題のために進展が見られないなら，それに対して本腰を入れて取り組まなければなりません。

ムの進展を阻害する可能性があります。

　併存する問題のために進展が見られないなら，それに対して本腰を入れて取り組まなければなりません。それには二つの方法があります。一つは，併

存する問題に取り組むこと，そしてもう一つは専門家の助けを得ることです。もし前者の道を選ぶとすれば，付録Ⅳ（「ほかの問題に取り組む」）を参照して取り組んでください。どちらの道を選ぶにしても，その間，プログラムは一時お休みして，代わりに併存する問題の克服を努力してください。唯一の例外は人間関係の問題で，ステップ4で学んだ問題解決法が役に立つことが多いです。

> 唯一の例外は人間関係の問題で，ステップ4で学んだ問題解決法が役に立つことが多いです。

次に何を？

プログラムに継続して取り組み，今や残りのステップを考える段階まで来ました。正確に言えば，それは過食の状態によりますし，もっと具体的に言えば，どのような要因が過食と結びついているか（過食が止まっている場合は結びついていたか，ですが）によって異なります。これに取り組むには，第4章をもう一度読んでみてください。そのあとに，次の二つの質問を自分に投げかけてみましょう。

> プログラムの残りの部分を取り組むには，第4章をもう一度読む必要があります。

1. ダイエットをしていることが過食に影響しているだろうか？　もしそうであれば，次章，課題・ダイエット（p.189）に沿って，ダイエット自体に取り組まなければなりません。
2. 体型や体重への囚（とら）われが過食に影響しているか？　その場合は，そうした囚（とら）われについて取り組む必要があります。このやり方については，課題・ボディイメージで述べられています（p.197）。

プログラムの残りは，この二つの質問にどう答えるかで異なってきます。過食の問題にしっかり取り組むには，過食そのものだけでなく，それに関係している何らかの要因にも対処する必要があるからです。そうしたとき，ダ

イエットしてしまっていることや体型・体重への囚われ，あるいはその両方に向き合わなければなりません。ダイエットと体型への囚われの両方がある場合には，次に

> 過食の問題にしっかり取り組むには，過食そのものだけでなく，それに関係している何らかの要因にも対処する必要があります。

示す二つの質問を使って，どこから取り組むかを決めましょう（ほとんどの人が両方に取り組む必要があります）。

1. プロセスが一つだけ，たとえばダイエットだけが考えられる場合，その章に進みましょう。
2. ダイエットと，体型・体重への囚われの両方が摂食障害に影響している場合，まず初めに一番重要に見える要因に目を向けてください。3〜4週間後に，もう一つの要因の方にも目を向けてみましょう。負担が大き過ぎるので，二つの課題を同時に行わないでください。

　この間，ステップ1から4で習得してきたことを実践し続けることも大切です。

課題・

ダイエット

ステップ1：上手にスタートする
セルフモニタリング
体重を週に1回，測る

ステップ2：規則正しい食事
規則正しい食事を確立
嘔吐や下剤・利尿剤の乱用をやめる

ステップ3：過食に代わる活動を見つける
過食の代わりになる活動
体重がどうなるかわかる

ステップ4：問題解決法
問題解決法を実践する

ステップ5：見直し
前進しているかを振り返る
ほかに取り組むべき課題を決める

課題・ダイエット
厳しいダイエットをやめる

課題・ボディイメージ
体型への囚われ，体型を確認してしまうこと，見るのを
避けること，太っていると感じてしまうこと，への対処

うまく終わる
進展を維持する
ぶり返しを防ぐ

改善を確実にし，維持していくために，過食しやすくしている要因に取り組む必要があります。たとえば，規則正しく食べているが，ストレスが引き金で過食が起こるならば，食べたい衝動に耐えられるように代わりの活動を行い，効率よく問題解決をしたりすることだけでも，十分効果があります。一方で，ダイエットが過食を引き起こしているのでしたら，ダイエットにも対処する必要があります。

第4章（p.47）でダイエットには三つのやり方があることを学びました。食事の先延ばし，食べる全体量の制限，特定の種類の食物を避けることです。過食をする人には三つともよく見られ，そのことで過食が促進されます。全か無かの考え方をする上に，特殊なルールを課すような厳格なダイエットによって促進されるのです。厳格なダイエットでは，さまざまな難しいルールを自らに課すことになり，少しでもルールを破ってしまうと投げやりになり，過食となってしまいます。ダイエットと過食を交互に繰り返し，お互いに促進してしまいます。

自分が厳しいダイエットをしているかを知るためには，次の二つの質問に答えるように，記録（モニタリング）を見直してください。

1. 過食ではないときに何を食べていますか？

　　何を食べるか意図的に制限していますか？　もしそうなら，何らかの食事療法（もしくは目標）をしようとしていますか？

　　長時間食べないでいようとしていませんか？

　　食べる量を制限しようとしていませんか？　決めたカロリー制限以下で食べようとしていませんか？

　　ある種の食べものを避けていませんか？　特に太りそうだったり，過食の引き金になったりしそうな食べものを避けていませんか？

　　いちばん重要なことですが，全か無か思考でダイエットをしていませんか？　ダイエットに失敗したら，あきらめて過食になっていませんか？

2. 過食の引き金は何でしょうか？

　　ダイエットのルールを少し破ってしまったこと？

考えていた以上に食べてしまったら？

禁止していた食べものを食べてしまったら？

　ダイエットを，それも厳しく行っていて，そのことが過食の引き金になっているようなら，ダイエット自体に取り組むことが重要です。もし

> ステップ1から4で学んだことを
> 実践し続ける必要があります。

そうしなければ，過食が続いてしまうでしょう。以下が，厳しいダイエットに対処するガイドラインです。このガイドラインに従いながら，ステップ1から4で学んだことを実践し続ける必要があります。

厳格なダイエットに対処する

　三つのタイプのダイエットにはそれぞれに応じたアプローチがあります。

食べることを長時間先延ばしする

　ステップ2で規則的に食べるパターンができていれば，このことは取り組み済みのはずです。まだ，長時間，食べていなかったら，今後，決まった間隔で食べ続けることが最も重要です。ステップ2を再読してください。

食べる全体量を制限する

　食べる量を厳しく制限する——たとえば，あるカロリー以下に制限をする——ことは，二つの理由からしてはいけません。一つ目は，極端に制限すると，食べたいという生理学的な衝動のため，間違いなく過食が引き起こされるからです。1日1500カロリーしか食べないダイエット法などです。食べものや食べることで頭がいっぱいになり，心理的に過食へ追い詰められます。二つ目の理由は，厳しいダイエットは，同時に高いダイエット目標を課すことになり，反対に過食しやすくなるからです。たとえば，1500カロリーのダイエットをしている人にとって，それ以上食べてしまうと"失敗"になります。

　この種のダイエットへの取り組みでは，まず摂取カロリーを制限する正当

な理由があるのかを考える必要があります。ほとんどの過食の人は食事制限の必要がまったくありません。むしろ，ダイエットをすることで過食したくなってしまうので，賢明ではありません。ダイエットする正当な理由がないでしょうから，全力を尽くしてダイエットをやめましょう。食べる全体量の制限をやめ，カロリー計算もやめましょう。逆説的に，結果的には過食しにくくなり，食べる量が減ります。

　ダイエットをやめると食べ過ぎてしまうのではないかと心配をしているのなら，"普通"量の目安が必要です。一つには，ステップ2でお話ししたように，あなたと同じぐらいの年代（と性別）の人が，どれくらい食べているかをよく見ることです。あるいは，食べもののパッケージやレシピに載っているアドバイスに従ってみることです。このプログラムを手伝ってくれている友達や知人も助言してくれるでしょう。最後に，ライフスタイルごとの成人に必要なカロリー（表6，p.76）のことも思い出してください。

特定の食べものを避ける

　この種の「特定の食物回避」ダイエットは，特に過食にとつながっているので，それへの対処は特に重要です（第4章，p.49をご覧ください）。

　第一に，特定の食べものを避けるダイエットは，その食べものを少しずつ食べればよいので，最も対処しやすいものです。しかし実践は簡単ではありません。たとえば，特定の食べものを避けることが長い習慣となっており，もはや避けていることを意識していないことがあります。まず最初に，どのような食べものを避けているのか見つけなければなりません。馬鹿げているように思えるかもしれませんが，必要なのです。主な種類，ブランドの食べものを売っている近くのスーパーに出かけ，歩き回り，——ほかの買いもの客は，あなたのことを店員だと思うかもしれませんが！——体重や体型に影響が出そうだとか，過食の引き金になりそうだと，食べるのを避けているものをノートに書き出してみてください。典型的なものを図27に載せています。家に帰ってこのリストを整理し（40以上あるのが普通です），食べる難易度に従って3〜4個のグループに分けてください。

　次のステップはこれらの食べものを食事の中に取り入れることです。過食

牛乳（成分無調整）	パンケーキ	その他のパスタ
バター	アイスクリーム	ピザ
チーズ	ミルクシェイク	フライドチキン
パン	キャンディー棒	フライドポテト
ベーグル	ソーダ	チキンパルメザン
マフィン	ポテトチップス	スペアリブ
シリアル	トルティーヤチップス	ミートローフ
クッキー	サラダドレッシング	ホットドッグ
ケーキ	マヨネーズ	ハンバーガー
ドーナツ	マカロニサラダ	中華料理
ピーナツバター	スパゲティ／麺類	

図27　とある神経性過食症の患者の「食べてはいけない食品リスト」

の引き金になってしまわないよう，食事のコントロールがうまくできていると思える日に限って，これらの食べものを規則的な計画している食事，軽食に組み入れてください。最初の2〜3週間は，あなたが分類したグループの中で最も抵抗感がない食べものから始めてください。それから次の難易度のグループに移ってください。6〜8週間すれば，全部とは言いませんが，たいていの食べものを食べられるようになっているはずです。（リストが特別長い場合は，話が違うかもしれません。ある食べものを，それに近い食べものと一緒に取り入れるようにすると，同時に克服できます）。食べる量は問題ではありません。ほんのわずかでも結構です。食べる量ではなく，過食の引き金になる食べものを食べられるようにです。

　こんなことは簡単だと思う人もいれば，そうでない人もいます。どちらの場合も，実践の継続が必要です。食べるのが難しいと思わなくなるまで，これらの食べものを食べなければいけません。これらの食べものを食べても戸惑わなくなったら，このやり方をやめて結構です。これらの食べものを避けるのをやめれば，過食がぐっと減るということを覚えておいてください。避けている食べものを食べることは，過食の予防接種をしているようなものです。

　このアドバイスに従うことは，すなわち太りそうだとかからだに悪そうだと思ってきた食べものを食べなければならないことでしょう。それでも続けてください。太ると決まっている食べものなどありません，太るかどうかは

食べる量次第です。これらの食べものを食べるようになると過食が減るので，食のコントロールがうまくなります。健康面から言えば，これらの食べものを過食するより，適度に食べる方が望ましいです。

　重要なことは，これらの食べものを永久に食べる必要はないことです。一般的には不健康だとみなされている食べもの——飽和脂肪やトランス脂肪など（第5章，p.74参照）——これを完璧に排除してしまうのもよくありませんが，食べることができれば，不安なら減らしても大丈夫です。厳しく禁止し過ぎず，いつでも何でも

> 避けていた食べものを食べることによって過食が減り，食のコントロールがうまくなるでしょう。

食べることができるようになるべきです。

　もう一つ重要なことは，ベジタリアンだとか食物アレルギーだとか言って，ダイエットを正当化しがちであることです。いかに正当化しようとも，いくらかでも体重を減らしたり体型を変えるための摂食制限は，過食に陥りやすくなるため，変える必要があります。

厳格なダイエットへの対処：何をすべきか

　このガイドラインを実践し，3タイプのダイエットに対処し，振り返りセッションで進み具合を振り返ってください。必ず，ダイエットの3タイプごとに考えてください。

課題 ダイエットの振り返りセッション

　毎週の振り返りセッションでは，記録（モニタリング）用紙とサマリーシートを検討し，ステップ1から4ともし課題・ボディイメージにも取り組んでいるなら，それに対する質問に加え，以下の二つの質問をしてください。

1. 3タイプのダイエットに対処していますか？
　　長時間，食べずにいること。
　　食べる全体量を制限しようとしていること。

特定の食べものを避けようとしていること。

2. 誰かと一緒に食べようとしていますか？　もしできていないのなら，そうすべきなのではないですか？

　もしこれらの質問に対して，どれか一つでもあなたの回答が“いいえ”であったなら，この課題・ダイエットを再読してください。そして，毎週サマリーシートを完成させることを忘れないように。「変化の日」というのは次のような日を言います。

　　　正確に記録（モニタリング）できた。
　　　体重測定を週に1回，実行できた。
　　　計画的，規則的食事パターンを実行すべく全力を尽くした(ステップ2)。
　　　食べたり嘔吐したりしたい欲求をそらすための活動リストを実践した(ステップ3)。
　　　可能な限り，問題解決法を実践した（ステップ4）。
　　　厳格なダイエットに対処した。

いつ次に進むか

　厳格なダイエットを打ち破るにはしばらくの時間，少なくとも1，2カ月はかかるものです。しかしこれをやり抜くことができなければ，過食しやすい状態のままです。この課題をしながら，プログ

> やり抜くことが最重要です。そうでなければ過食しやすいままです。

ラムのこのステージのもう一つの課題である，課題・ボディイメージも行うことができます。
　最後にもう一つ。最後の「うまく終わる」という課題を完遂するのを忘れないでください。あなたに起こった変化が長く続くのに役立ちます。

課題・
ボディイメージ

ステップ1：上手にスタートする
セルフモニタリング
体重を週に1回，測る

ステップ2：規則正しい食事
規則正しい食事を確立
嘔吐や下剤・利尿剤の乱用をやめる

ステップ3：過食に代わる活動を見つける
過食の代わりになる活動
体重がどうなるかわかる

ステップ4：問題解決法
問題解決法を実践する

ステップ5：見直し
前進しているかを振り返る
ほかに取り組むべき課題を決める

課題・ダイエット
厳しいダイエットをやめる

課題・ボディイメージ
体型への囚（とら）われ，体型を確認してしまうこと，見るのを
避けること，太っていると感じてしまうこと，への対処

うまく終わる
進展を維持する
ぶり返しを防ぐ

　ほとんどの過食の人は自分の体型と体重を気にしています。度が過ぎていて，生活が支配され，それ以外に何もなくなってしまいます。第4章（p.60）で説明した通り，この「過剰な囚われ」により過食が維持させています。ですから，しっかり対処しなければなりません。まず，自分の体型と体重への囚われと，その程度を明らかにすることから始めてみましょう。

体型と体重への過剰な囚われを明らかにする

　過剰な囚われとはどんなことでしょうか？　第4章の繰り返しですが，どうやって自分自身を評価するかです。普通は生活のいろいろな側面での達成度（良好な人間関係や，仕事での能力発揮，競技での達成度など）で自分を評価しますが，摂食障害の人は自分の体型や体重やそれをコントロールできるかどうかによって自己評価します。自分が人生の中で重きを置いていることを，それぞれの重さを比較しながら円グラフに書いてみればはっきりするでしょう。図28，29に，摂食障害のない若い女性のグラフと，体型・体重を気にし過ぎている人のグラフの例を示しています。

　体型と体重への囚われの程度を知るために，次の5つのステップで自分の円グラフを作ってみましょう。

1. **人として自分を評価するときに重視する点を挙げてください：**あなたが何を成し遂げたいと思っているかです。たとえば，人間関係，友人関係，仕事の成果，運動能力など，あなたが何に重きを置いているかです。注意深く省（かえり）みると，自分の評価が体型や体重のことに大きく左右されていることが浮かび上がるでしょう。一生懸命，自分に正直に考えてみましょう。本当はこうあるべき，ではなく，現実のあなたのままにリストを作ってください。

2. **リストの項目に重要度で順位付けしてください：**難しく感じられるかもしれませんが，リストの中にはすでに順位づけが隠れているので，それを見つけるだけです。時間とエネルギーをどれほど費やしているか，

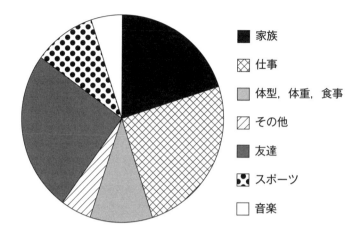

図28　摂食障害のない若年女性の円グラフ

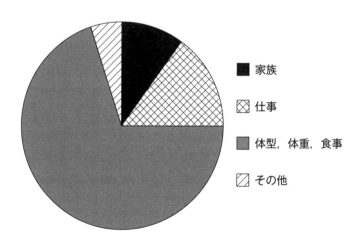

図29　摂食障害の若年女性の円グラフ

それがうまくいかなければどれだけ自分の人生がだめになったと感じる
か，によってわかります。たとえば，仕事がちゃんとできていないと言
われると，傷つくでしょう。友達と口論したり，スポーツチームのレギュ
ラーから外れたり，洋服がきつすぎると感じたら，程度の差はあるもの
の，嫌な気持ちになるでしょう。

3. **あなたの円グラフを作ってみましょう**：リストの項目ごとに，自分の
   評価を左右する重要度に沿って面積に大小を付け，円グラフを作りま
   しょう。本当はこうあるべき，よりも，自分の実感を反映させることが
   大切です。

4. **翌週以降に，いろいろな状況で円グラフを見直してみましょう**：あな
   たの状態と合っていますか？　自己評価と対応しているでしょうか？
   そうでない場合は，その評価に合わせて調整してみましょう。

5. **円グラフを検証し，その意味について考えてみましょう**：円グラフの
   中に，体型と体重に関係するところはあるでしょうか？　サイズはどれ
   くらいですか。大きいでしょうか。円グラフの3分の1以上を占めてい
   るならば，体型や体重に囚われ過ぎています。

　体型や体重の囚われ過ぎには主に三つの問題があります。一つ目は自己評
価の基準が一つの領域に偏り過ぎているのは，とても「リスクが高い」とい
うことです。卵を全部一つのかごに入れるな，ということわざがあります。

この課題は，体型や体重に囚われ過
ぎていない人にとっても，捉え方と
いう面で，価値や利益があります。

その領域でうまくいかないと，自
分のことが嫌になるのを避けよう
がありません。二つ目は，自分よ
りもスリムで魅力的に見える人は
いくらでもいるため，体重や体型
に囚われ過ぎているときりがないということです。そのように自己評価して
いると，ずっと自分が何もできていないと感じることになります。以上の二

つに加えて，体重・体型に囚われ過ぎているために摂食障害が続いてしまうことを考えると，この問題に取り組む必要があります。その方法が，本章の課題です。この課題は，体型や体重に囚われ過ぎていない人にとっても，捉え方という面で，価値や利益があります。

体型と体重への過剰な囚われに取り組む

　二つの方法によって体型と体重への過剰な囚われを減らしていきます。その二つは互いに補い合うものですから，両方に全力で取り組んでください。その二つの方法とは以下のものです。

1. 人生のほかの領域の重要性を増やす。
2. 体型と体重の重要性を減らす。

　この間にも，プログラムのステップ1からステップ4で学んだことを必ず実践し続けてください。

> プログラムのステップ1からステップ4で学んだことを必ず実践し続けてください。

人生のほかの領域の重要性を増やす

　円グラフをもう一度見直してみましょう。体型と体重への囚われが過剰な場合，円グラフの領域も目立っているはずです。そのほかに，明らかな問題が二つあります。まず一つ目は，その円グラフの中にほかのことが入り込む余地がないということです。具体的に言えば，体型と体重以外のことを評価していないということになります。二つ目の問題は，それ以外に人生で価値を置いていることがないということです。

> それが「本当のあなた」ですか。もっと自分を掘り起こしてください。

　これでよいのか？
　あなたは，これで幸せですか？

これが「本当のあなた」ですか？

　両方の問題に取り組む意味があります。自分の人生を掘り起こし（たとえば，もっと領域を増やすなど），新しい領域が自己評価につながる大切なものになれば大きな助けになります（たとえば新たな領域が大きくなっていくなど）。

　自分の人生を掘り起こす決心をつけて，次の三つのステップに従って進めてください。

1. **可能性のある新しい活動を挙げてください**：以前楽しんでいた活動や趣味，挑戦しようと思っていたこと，やる意味があると思うことのリストを作ってください。アイデアが思い浮かんでこなかったら，友達，家族，同僚が余暇に何をしているか考えてみて，その中で一つでもやりたいことがあれば書き留めてみましょう。あらゆる可能性を考えてみてください。たとえば，陶芸教室，ハイキングクラブ，朗読会，映画クラブや，ダンス教室などいかがでしょうか。

2. **次に，翌週に取り組みたい活動を一つ，できれば二つ挙げてみましょう**：その活動が一度きりでなければ，どんなものでも構いません。理想を言えば，毎週行われるものがいいのですが。人と知り合う機会のある活動を優先させてください。

3. **全力で活動に定期的に参加しましょう**：活動の参加に妨げになるものはなくしましょう。3回挑戦してみて合わなかった活動のみ切り捨て，リストからまた別の活動を選びましょう。

　これを実践すれば，いきなりの効果はありませんが，1カ月を過ぎたくらいから人生の幅が広がり豊かになってくるでしょう。「本当の自分」が出てきたのです。円グラフにおいても，それは明らかです。円グラフの項目は増え，それぞれの面積も広がっていきます。しかしこの変化が生じるには，体

型や体重に取られていた多大な領域が縮小されていくこと，すなわち体型と体重を重要視していた気持ちが小さくなっていくことも必要です。

体型と体重の重要性を減らす

体型と体重の重要性を減らすいちばんの方法は，それが「現れ」ている行動に取り組むことです。第４章で述べた通り（p.63），体重と体型への囚われから生まれ，それを維持させている行動があります（図30を参照してください）。主なも

> 体型と体重の重要性を減らすいちばんの方法は，体型チェック，体型直視回避，太っていると感じるという三つの「現れ」に取り組むことです。

のは，体型チェック，体型直視回避，太っていると感じる，です。取り組みがうまくいけば，囚われは弱まり，徐々に消えていきます。

この取り組みを始めるにあたって，自分が，どの行動をとっているかを考えてみてください。簡単にわかると思うでしょうが，実際は違います。多くの人は体型チェック，「太っていると感じる」を意識していません。そこで，そうした行動も記録していく必要があります。この作業をすぐに始めたいでしょうが，その前にこの課題を全部を読み通して，どのような行動，感情に着目すべきかつかんでください。

この課題を読み終えたら，仕事の日と，休日それぞれから二日選び，詳細な記録をつけてみましょう。初めの目標は，次のような行動，感情をすべて見つけ出すことです。

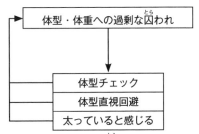

図30　体型・体重への過剰な囚われを維持させる悪魔の循環

からだや，からだの細部をチェックする。

からだを過剰に意識している。

ほかの人のからだをチェックする。

ほかの人と自分のからだを比較する。

体型直視回避。

「太っていると感じる」。

専用の記録シートに記録してください（図31）。ボディイメージの記録方法は表12に載っています。可能な限り感じたそのときに記録し，書き留めることが多すぎても，驚いたり怒ったりしないよう心掛けてください。そんなことはしていないことにしたいという誘惑と戦って，すべてを把握するのです。図32にボディイメージの記録の例を示しています。

　2日分の記録が終わったら，それを見直してみましょう。体型チェック，体型比較，体型直視回避，「太っていると感じる」があり，それが頻繁であれば，それによって体型や体重への囚われが増強されているのです。それゆえに取り組むことに意味があります。こうしたことがいくつも起こっている場合は，よくあることですが，まず一つのことに取り組んで，数週間後に別の問題に取り組んでいきましょう。過剰な囚われに取り組んでいけば，自分への気持ちもよくなりますし，囚われは確実に減っていきます。

体型チェックに取り組む

　第4章でお話ししたように，体型チェックにはさまざまなものがあります。一般的なものは，鏡に自分を映したり，からだをつまんだり，触ったり，決まった洋服や時計，指輪などのアクセサリーがぴったりきているかを調べたり，座ったときの太ももの広がり具合を気にする，などです。男性であれば，体格や筋肉のたくましさ（あるいはその不足）を気にすることが多いため，からだのそうした側面により注目が行きます。

> まじまじ見るとからだは大きくなったように感じます。鏡で見る姿をどう理解するかは単純ではありません。

時間	チェックしたか，そのほか	場所	状況，考えたこと，感じたこと

図 31　ボディイメージの記録（p.243 にコピー用の用紙があります）
英語版は www.credo-oxford.com からダウンロードできます。

表 12　ボディイメージの記録の仕方

欄 1　その日の時間を記録する。
欄 2　からだをチェックしたり回避した時間，からだが特に気になった時間，人のから
　　　だをチェックした時間，「太っていると感じる」の時間すべてを記録します。その
　　　ときに自分がどうしたかを正確に記録し，空いたところに，その感じや行動が何
　　　分続いたかを書き留めてください。
欄 3　そのときどこにいたかを記録する。
欄 4　そのときの状況，考え，感じていたことを記録する。

　体型チェックは，厳重にしたり（例：じろじろ見るとき），回数が多くても，体型や外見へのこだわりを強くするだけで，よいことはありません。第 4 章で触れたように，からだをまじまじ見ると普段より大きく見えてしまうということ（p.66）や，鏡に映った姿をどう理解するかの複雑さ（p.65）を思い出してください。太っているところを見つけようとしたら，必ず見つかるものだという法則も覚えておいてください。

　体重をチェックすると，体重計の数字に囚(とら)われてしまい，問題です。すでにこのプログラムを始めてから，体重測定は週に 1 回とする習慣に取り組んでいます（p.138）。頻繁に体重を測ったり，体重を知るのを避けていたのなら，週に 1 回の測定の効果が実感されることと思います。体型チェックも，同じ方法で対処できます。

> 太っているところを見つけようとしたら，必ず見つかものです。

　自分がどんな種類の体型チェックをどの程度，行っているかわかったら，それをいくつかに分けて書き留めましょう。完全にやめたほうがいい，修正する必要がある，という基準で考えてみましょう。普通とは言えない行動，たとえばからだを何度も測ったり写真に写したりすることや，いろいろな角度から見た自分を確認するといったことです。人に知られたら必ずや恥ずかしいと感じることでしょうし，やめるのが得策です。確かに中止するのは難しく，体型へのこだわりが一時的に強くなる可能性もありますが，すぐに収まり，その効果が感じられるでしょう。体型への囚(とら)われも減り，秘密主義的で苦痛な行動がなくなることは，自己認識の改善につながります。

時間	チェックしたか，そのほか	場所	状況，考えたこと，感じたこと
6：30	鏡を見た。(2分)	キッチン	顔が本当に太って見えた。
7：00	着替えの際に鏡にからだを映してくるくると回って確認した。(5分) からだの肉をつまんだ。(2分)	寝室	おなかが太っている。
8：30	このスカートを穿いた後ろ姿が太って見えないか確認した。(5分)	職場のトイレ	なぜこんなに太ってしまったのか？朝食を食べただけなのに！
10：00	軽食を食べている間おなかを見ていた。(2分)	デスク	おなかがこんなにも太ってしまったことが信じられない……。見ているだけで不快な気持になる。どうして痩せていられないのだろう。
1：15	公園で，痩せたランナーを眺めていた。(15分)	公園	この人たちみたいに走らなければ！
7：30	有名人の最新のダイエットについて読んだ。(15分)	リビング	この人たちに嫉妬する……。私にもパーソナルトレーナーと意志の力があればいいのに！
9：00	座ったときの腿の広がりを見ていた。(3分)	リビング	自分の太ももは大嫌い！ ほとほと自分のことが嫌になる。

図32　ボディイメージの記録例

鏡

　もっと一般的な体型チェック，たとえば鏡ばかり見る，には別の戦略が必要です。繰り返し体型をチェックしないために，鏡を見るのをやめることは適切でも，現実的でもありません。そうではなく，行動を修正していく必要があります。

　これまで同様，第1段階は今自分がしていることを明らかにすることです。以下の質問を自分に投げかけてみてください。

　　鏡を何回見ているか？
　　どれくらいの時間か？
　　鏡を見ているとき，正確なところ何をしているのか？
　　鏡を見て何を見つけようとしているのか？（考えを変えられる，よい質問です）
　　鏡を見てそれは見つけられるのか？
　　自宅で自分の使っている鏡はいくつあるだろうか？

　こんな，これまでしたことのない質問を，ここではしてみましょう。鏡を何度も覗き込んでいるとすれば，どうしてでしょうか。何を見つけ出したいと思っているのでしょうか。映像記憶ではありませんから，鏡では体型が変わったかを確認することはできません。体重の推移を見た方がずっと信頼できる結果になるでしょう。

　では，次の質問についても考えてみてください。実際の患者さんがどう答えたかも載せています。

鏡を見る正当な理由は何ですか？

　　髪や洋服をチェックするため。

　　女性は鏡を見て化粧したり直さないといけない。男性は鏡を見て髭剃りをする。

そのほかに鏡を見る理由はありますか？

　ない。摂食障害の人であっても，それ以上の意味はない。

　摂食障害の人にとって鏡は「危険」である。よくよく判断して使わなければならない。

自宅に鏡をいくつ置くのがいいでしょうか？

　顔用のもの一つと，からだ全体を映せるもの一つ。

　それ以外の鏡は，単なる装飾用の目的でなければ置かない方がいいだろう。周りにいくつもあると，鏡を見ることがやめられない。寝室に複数の長い鏡があるのは特に問題がある。

「からだが膨らんで」見えないようにするにはどうすればいいでしょうか？

　鏡を見る際，からだの一部分，特に自分の嫌いなところだけを見ないようにすることです。からだのいろいろな部分（手，足，ひざ，髪）を含めた全体を見るようにしましょう。背景も見れば，スケールの感覚がわかるでしょう。

鏡の前で裸の自分を見つめるのはどうでしょうか？

　自分が好きでない人には，いいことはありません！

　過食の人は自分のからだに魅力を感じておらず，むしろ，からだの嫌いな部分ばかりまじまじと眺めます。

　鏡の前で，服を着たり，脱いだりして長くいるのもよくありません。

外出するときに何を着ていくか決めるために鏡が必要。

　その通りです。しかし，洋服を決めるために何度も着替えて，長い時間を費やしたりします。自分の外見に不満足であり自信がないと，時間がかかるのです。自分に当てはまるようであれば，洋服を決めてしまってから身につけるようにしましょう（ベッドの上で並べてみるのもいいでしょう）。

　鏡を見た，そのときに，これらのことに気付くことが大切で，鏡を見る前に自分に問いかけてみてください。第4章（p.64 ～ 66）に書かれた重要な情報を思い出しつつ，ほかのタイプの体型チェックについても同じようにし

> 鏡を賢く使い，何が見えているのか正しく解釈しましょう。

てみましょう。鏡を賢く使い，何が見えているのか正しく解釈しましょう。

人と比較してしまうことに取り組む

　人との比較は，体型チェックの一つで，自分のからだや外見をほかの人と繰り返し比較することです。それには新聞や雑誌，インターネットで目にするイメージも含まれます。第4章でお話しした通り（p.66），問題は，人と比較をすると，必ず自分は魅力がないという結論になってしまうということです。比較の仕方に偏りがあるためにそのような結論になります。

　人と繰り返して比較するのをやめられず，そのせいで自分のことが嫌いになっている場合は，そのことに取り組むべきです。以下のステップに沿って進めてください。

　記録を見直して，正当に比較しているのか，比較することでどんな気持ちになるかを考えてみましょう：人と比較すると，自分のからだに人より魅力がないように感じてしまっていませんか？　そうであれば，そのように結論づける正当な理由はありますか？　まじまじ見過ぎることで実際よりも「悪く」見えるものですし，通りですれ違うときなど，人を批判抜きによく見ているものです。自分を見るのと同じように，人のからだを見ることはできません。自分のおなかのふくらみは見下ろして見ているでしょう？　人のからだも同じように眺めたことがありますか？　からだの一部を注意深く確認してはいませんか？　ほかの人のからだも同じように見たことがありますか？　からだをまじまじ見るのは，ぱっと見るのとはまったく違っています。そこに偏った見方があることに気付くでしょう。自分のからだの細部を（欠点を探すような）特殊なやり方で見ているのに，ほかの人のからだは批判心のな

い状態で見ているものです。

　ほかにも，偏った見方があります。過食の病気の人は特に魅力的で，痩せている人を比較対象に選びます。

　人と比較してしまうときの状況や様子を明らかにしましょう：人と比較したときに，記録（モニタリング）にそのときの状況を一緒に記録しておきましょう。そして，以下の二つの質問を思い浮かべてください。

　　誰と自分を比較しようとしているか。なぜその人を選んだか？

　　その人をどんなふうに見ているのか。その人のどのようなところに着目しているか？

　比較するとき偏った選び方をしていないか考えましょう：このことを頭に置いて，思考実験をしてみましょう。人の多い通りを歩いて，同じ性別，同じ年代の人とすれ違うたびに自分と比べてみてください。その中で体型には以前の自分の予測以上にもっと多数のバリエーションや魅力があると気付くでしょう。これまで，スリムで魅力的な人を選んで自分と比較してきたために，体型のバリエーションに気付かなかったのです。

　人と自分を見る目が違っていないかを考えてみましょう：自分を見るときと同じくらい人をまじまじと見ていますか？　ここで，実験が役に立ちます。スイミングプールやジムの更衣室に行ってみましょう。同じ性別，年代の人の中で魅力的だと思う人を選びましょう。次に，その人のからだで自分のからだで特に目が行くのと同じところを，やりすぎというくらい眺めてみましょう。できるだけ長く……「そこだけ」を見るのを忘れずに！　すると，初め考えていたように完璧ではないということに気づくでしょう。誰でも，突き出たおなかや，肉付きのくぼんだところがあるものです。

　これからは，人との比較するたびに，結果が正しいか疑いましょう：自分の行っている比較は適切か，公平なのか考えてみるのです。

　メディアに登場する人物と比較することが多い場合は，しばらくそれをやめましょう。その間，新聞，雑誌，ウェブサイトに載る写真が常々修正をかけられていることについての知識も得ていくのです。インターネットで「エアブラシ修正」について調べてみてください。「Dove Evolution」やフォトショップについて解説したビデオも探してみましょう。メディアのイメージは，まゆつばものだとよく理解した上で見なければなりません。そのほとんどは手を加えられているのですから。

体型直視回避に取り組む

　第4章でお話ししたように（p.67），体型直視回避とは，自分のからだを見たり，からだを意識するのを回避することを指します。また，人からからだを見られないようにすることも含まれます。これは，自分のからだの見た目や感覚に強い嫌悪感があるからしているのですが，主な問題はからだについての思いこみがそのままになることです。そのため，永続的になってしまいます。

> 体型直視回避からの解放は自由を手に入れることです。

程度がひどくなると，社交や，人との親密な関係にも支障が出てきます。

　体型からの回避には，自分のからだを見て感じることに徐々に慣れていく，漸進的エクスポージャー法が有効です。ステップに沿って行うのが最善です。以下の手引きに沿って，一つの段階から次の段階へと，できるだけ速く進めていきましょう。体型直視回避からの解放は自由を手に入れることですし，回避するよりもからだについてよりよく知っていく方がずっと役に立つでしょう。

暗がりの中で着替えている場合：寝室にキャンドルを灯し，あかりの中で着替えをしましょう。

からだに触れない場合：からだを繊細な方法で洗うところから始めてみましょう。スポンジを使ったり，足や手といった比較的気にならないところばかり洗いたくなるかもしれませんが，手で全身を洗うことができる

ように頑張ってみましょう。

からだの感覚を感じることを避けている場合：からだの感覚を感じられる
ようなことや，からだを見せることに取り組んでみましょう。たとえば，
毎日の習慣にボディローションを塗ることを加えたり，マッサージをし
てみたり，スイミングやダンス教室に行くなどです。だぼだぼの服を着
るのはやめましょう。

「太っていると感じる」に取り組む

第4章でお話ししたように（p.68），「太っていると感じる」は重要です。
その感覚は苦痛なだけでなく，実際に太っていることと同じで，体型や体重
への不安を強化します。さらに，太っていると感じるのは毎日，そして1日
のうちでも大きく変動します。体型と体重への不安があまり変化しないのと
は対照的です（図33をご覧ください）。

「太っていると感じる」があり，苦痛であり，ダイエットを引き起こして
いるならば，それについては取り組まなければなりません。そのためには，
あなたの体験を検討してください。引き金は何か，そしてそのとき自分が何
を感じているのかを明らかにしていくのです。太っていると感じるのは不快
な情緒や，身体感覚を間違って認識しているからなのです。そうした感覚の
背景にある感情や考えを知るために，次の4ステップを進めてみてください。

1. **太っていると感じるのが「ピーク」の時間を把握しましょう**：これを，
モニタリング記録の最後の欄に書き留めます。そしてそのとき自分が何
を感じ，何をしようとしていたのか，その1時間前にしていたことも書
き留めます。重要なことが判明することが多いので，できるだけ「その
とき」に捉えるよう努力してください。

2. **数日から1週間の間に経験例が集まれば，振り返りセッションで一つ，
一つをよく検討してみましょう**：それぞれのエピソードに合わせて，自
分に質問を投げかけてみてください。

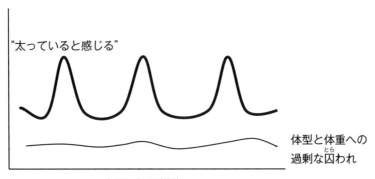

図 33　"太っていると感じる"変動

　何が引き金になったか？　太っていると感じざるを得ないような出来事が
1 時間前にあったか？

　太っていると感じたときにしていたことや感じていたことは何か？

　一般的な引き金や，付随の出来事は以下のものです。

　　　退屈さ，眠気，さみしさ，気分の落ち込み，二日酔いの状態。

　　　体型のチェック，体型比較，暑かったり汗ばんでいたりすること，か
　　らだがふるえているように感じたり，接触すること，洋服をきつく感じ
　　ること。

　　　満腹のとき，からだがむくんでいるとき，月経前。

3. **太っていると感じるピークの時間をはっきりさせるようモニタリング
　を続けつつ，そのときどきの理由をはっきりさせましょう**：太っている
　と感じたときは常に，何が引き金となっているか，どんな感覚が覆い隠
　されているかを考えてみましょう。すると徐々に，一貫したパターンが
　見えてくるはずです。そのとき感じていることと「太っていること」に
　は何の関係もないということは覚えておいてください。からだは突然変
　わったりしませんから。

4. **太っていると感じるのがピークの時間や，その原因について探り続け**

ましょう。そして，その原因となっている問題に取り組むのです：たとえば，洋服のサイズを緩めてみたり，別のことをしてみたり，シャワーを浴びたり，昼寝をするなどの一般的な解決方法があります。あるいは，ステップ4で述べた問題解決法（p.174）も有用です。

　太っていると感じることについては，1カ月以上粘り強く取り組んでみましょう。すると，そう感じる頻度も，度合いも徐々に下がっていくことが実感できるでしょう。また，実際に太ったということとは別なのだとわかってくれば，危機感も薄らいでいきます。

ボディイメージへの取り組みを振り返る

　毎週の振り返りセッションで，モニタリング記録とサマリーシートを見直し，ステップ1〜4，課題・ダイエットを行っていれば，その質問に加えて，次の自分に二つの質問をしてみてください。

1. 自分の人生を楽しむことができていますか？　新しいことを始めましたか？
2. 体型と体重への囚（とら）われの三つの「現れ」
　体型のチェック（比較も含みます）
　体型直視回避
　太っていると感じる

に取り組んでいますか？

　また，毎週サマリーシートを埋めるのを忘れずに。「変化の日」とそうでない日を分けましょう。たとえば……。

　モニタリングが正確にできた。
　週に1回の体重測定を維持できた。
　規則的に計画的食事の実践に全力を尽くしている（ステップ2）。
　過食嘔吐の欲求に対して，代わりとなる活動リストで対処できた（ステップ3）。

必要な機会にあたって，問題解決法を実践できた（ステップ4）。

（該当していれば）厳しい食事制限の誘惑に対処できた。

新しい活動に参加した。

体型チェック，体型直視回避，太っていると感じる，に取り組んで前進できた。

次に進むタイミング

> ここが踏ん張りどころです。さもなければ，過食に戻る可能性が残ったままになります。

ボディイメージを変えるには数カ月かかります。最終的には，自分自身への見方や評価を変えていくことになります。ここが踏ん張りどころです。さもなければ，過食に戻る可能性が残ったままになります。これは意味のある取り組みなのです。ボディイメージに取り組んでいる間に，ダイエットや，プログラムのほかの課題に取り組んでいることでしょう。

　さあ，いよいよ最後の地点に来ました。最後の「うまく終わる」という課題を完遂させましょう。これまでの長い取り組みの中で生み出してきた変化を定着させるためです。

うまく終わる

ステップ１：上手にスタートする
セルフモニタリング
体重を週に１回，測る

ステップ２：規則正しい食事
規則正しい食事を確立
嘔吐や下剤・利尿剤の乱用をやめる

ステップ３：過食に代わる活動を見つける
過食の代わりになる活動
体重がどうなるかわかる

ステップ４：問題解決法
問題解決法を実践する

ステップ５：見直し
前進しているかを振り返る
ほかに取り組むべき課題を決める

課題・ダイエット
厳しいダイエットをやめる

課題・ボディイメージ
体型への囚われ，体型を確認してしまうこと，見るのを
避けること，太っていると感じてしまうこと，への対処

うまく終わる
進展を維持する
ぶり返しを防ぐ

　さあ，ほぼプログラムを終えるところまでできました。もう一度やってきたことを振り返りましょう。あなたはまだ重大な食の問題を持っているかもしれません。もし過食があなたの生活の質に悪影響を及ぼし続けているのなら，真剣に専門家へ受診することを考えてください。このことについてはプログラムの最初にお話ししました（p.124）。このプログラムがうまくいかなかった，ある程度しか効果が出なかったからといって，過食が克服できないというわけではありません。そうでは決してありません。治療方法はたくさんあります。あきらめてはいけません。

　もし過食の問題が改善し，また改善し続けているようでしたら，最後に二つの点について考える必要があります。

1. どのように進歩を維持するか
2. どのようにぶり返しに対処するか

　これら二点が最後の課題の中心です。

進歩を維持する

　過食がそれなりに改善しているのでしたら，プログラムの中で最も役立った要素を継続してください。そうすれば改善し続けることができます。特に重要なのは「規則正しい食事」を，可能な限りずっと実践することです。問題解決法を続けていくことも有効です。進み具合をチェックするために，定期的に振り返りのセッションを続けていくことも大切です（向こう３カ月ぐらい）。

　やめてもよいプログラムの部分もあります。十分に，安定して食事が摂れているなら，記録（モニタリング）をやめてもよいです。でも，まだ問題が続いているなら，モニタリングをやめるのは慎重にしてください。

　同様に，十分な体重で，安定しているのでしたら，週に１回の体重測定をやめることもできます。ただ，健康的なライフスタイルの一部として，定期的に体重を測るのはよいことです。

ぶり返しに対処する

現実的な期待をすることが重要です

　過食が止まった人が，過食を二度としたくないのは普通のことです。お気持ちはよくわかりますが，そう考えるのはよいことでも，現実的でもありません。摂食障害はアキレス腱です。困難にぶつかれば，また過食をしてしまうでしょう。ストレスで落ち込んだりイライラしたり，飲み過ぎる人がいるのと同じで，過去に摂食障害のある人はストレスがあると食べ過ぎる傾向があります。

ぶり返すきっかけ

　ぶり返しは避けられません。摂食障害から抜け出そうとしている何週間か何カ月かの間には特にぶり返しやすいです。徐々に減りますが，何年，何十年も経った後にぶり返すこともあります。よくある引き金は次の通りです。

　　　いやな出来事。一般的にはストレスな，特に自己評価を傷つける出来事。
　　　うつ病発症。病気になるほどに落ち込むことは，特にぶり返す引き金となりやすいです。
　　　体型や体重に関係する出来事。かなりの体重増加，明らかに「太った」，他人からの批判的な意見，妊娠に伴う体重と体型の変化，病気による体重減少などです。
　　　食に関連する出来事。ダイエットの再開，ダイエットルールが残っていて，それを破ってしまったこと，過食（1回の過食が次の過食の引き金となります）などです。

　これらの出来事や状況はあなたがコントロールできることではないものもありますが，ほとんどのものはコントロールできます。ダイエットしないことです。過食がぶり返さないように，ダイエットをしないように，特に厳格なダイエット（第4章のp.49参照）をしないように，全力を尽くしてください。

ぶり返しに対処する

　ぶり返しは避けられませんから，それに対処する計画を立てておくことが重要です（自分の場合は必要ないと思ってもです）。ぶり返しをどう扱うかが，再発防止の要になるのです。

　「ぶり返し」と「再発」の区別は特に重要です。ぶり返しはちょっとした失敗，スリップですが，再発は振り出しに戻ることです。二つは意味が違います。ぶり返しはちょっとした失敗で，しかし今後，悪化していく可能性があるということです。一方，再発は，回復状態か，確実に振り出しに戻ったかのどちらであるかという見方です。この考え方はもはやおなじみですね。全か無かの（二分法の）思考です。この考え方は過食の人によく見られます。

　再発の危険を最小限にするために重要なのは，スリップ（ぶり返し）を再発だと見誤らないことです。どう見るかによって行動が変わるからです。スリップをしてしまったと思うならば，軌道修正するために積極的な行動をとるかもしれませんが，再発したと思ったら，あきらめてしまい，もっと悪くなってしまいます。

　スリップには3方向から取り組みます。

1. **即座に問題が何かを見定めましょう**：これは重要です。「現実から目をそらす」では，事態を悪くするだけです。過食が戻ってきたり，頻繁になったりしたら，行動してください。できるだけ早く行動してください。問題があると思ったら，原因があると考えて，それに対処するのがベストです。ぶり返したと思ったら，当然するべきです。

2. **正しいことをしましょう**：この本を使ってプログラムを再開しましょう。モニタリングと週に1回の体重測定を再開し，規則正しく食事をしましょう。そして関連があると思われるプログラムを再度，始めましょう。自分自身が治療者にならなければなりません。第Ⅱ部全体を読み直してください。食事を抜けば過食しやすくなるだけです，全力でそうならないようにしてください。数日おきに進捗を評価することも忘れないでください。

3. **ぶり返しの引き金になったことを見つけ，対処しましょう**：何がぶり

返しを引き起こしたのかを考える必要があります。一目瞭然かどうかは
わかりませんが，時間をかけて一生懸命考えてください。引き金が見つ
かれば，それに対処しましょう。有用そうなら，ステップ4（p.174）の
問題解決法を使いましょう。

　3方向からアプローチをすることで，ほとんどのぶり返しを芽のうちに摘
み取ることができますし，事態を収拾できます。しかし，もしうまくいかな
ければ，専門家を受診することを真剣に考えてください。専門家にかかるた
めのガイダンスは付録Iにあります。

付　　録

付録 I
摂食障害の専門家に相談する

　摂食障害や，関連する問題について助けを求める場合，よい専門家に出会うことが大切ですが，見つけるのが難しいこともあります。かかりつけ医や，健康問題の専門家に，そうした人を紹介してもらうのがいいでしょう。それが難しければ，インターネットで検索し，複数の選択肢の中から調べてみましょう。検索を始めるのに最適なのは，摂食障害の研究，教育，治療，予防を担う専門家の組織である摂食障害アカデミー（www.aedweb.org）のサイトです。そこで，自分の問題に合った専門家が見つけられるはずです。また，米国や，その他諸国の類似の団体への関連リンクもあります。

　（監訳注：都道府県のこころの健康センターなどに聞いてみましょう。日本摂食障害学会のホームページにも治療法などが書いてあります）

付録 II
BMI の計算方法

　BMI は，低体重，標準体重，過体重の区別を明らかにするのに有用な方法です。身長と体重の関係から算出される数字ですが，特に体重（キログラム）を身長（メートル）の二乗で割ります。式にすると，体重（キロ）／（身長×身長）になります。一般的に，BMI は 18 歳から 60 歳までの成人男女に適用されますが，筋肉量の多い人（運動選手など）は適用外です。

　次のページに載せている表（図 34）で，自分の BMI を判定してみてください。一番上の欄で自分の身長に当てはまるものを探し，左の欄で体重を探してみましょう。身長と体重が交差するところに自分の BMI が書かれています。

　表の代わりに，インターネットの BMI 計算サイトを利用しても割り出せます（たとえば，www.cdc.gov/healthyweight/assessing/bmi）。

　以下の BMI の基準は，低体重，標準体重，過体重，肥満を分けるためのものです。

低体重	18.5 以下
健康的な体重	18.5 から 24.9
過体重	25.0 から 29.9
肥満	30.0 以上

　この基準は健康リスクの有無に合わせて作られたもので，どう見えるかが基準ではありません。

BMI が 25.0 以上の場合，幅広い健康上の問題が起きる可能性があります。主なものは，

　糖尿病
　心臓疾患，高血圧
　脳卒中
　ある種のがん
　骨関節炎
　妊娠合併症

　付録Ⅲで，BMI が 25.0 以上（過体重の場合）で，過食の問題を持っているときの対策について載せています。

身長(cm)／体重(kg)	147	150	152	155	157	160	163	165	168	170
36.3	16.8	16.1	15.7	15.1	14.7	14.2	13.7	13.3	12.9	12.6
38.6	17.9	17.2	16.7	16.1	15.7	15.1	14.5	14.2	13.7	13.4
40.9	18.9	18.2	17.7	17.0	16.6	16.0	15.4	15.0	14.5	14.2
43.1	19.9	19.2	18.7	17.9	17.5	16.8	16.2	15.8	15.3	14.9
45.5	21.1	20.2	19.7	18.9	18.5	17.8	17.1	16.7	16.1	15.7
47.7	22.1	21.2	20.6	19.9	19.4	18.6	18.0	17.5	16.9	16.5
50.0	23.1	22.2	21.6	20.8	20.3	19.5	18.8	18.4	17.7	17.3
52.3	24.2	23.2	22.6	21.8	21.2	20.4	19.7	19.2	18.5	18.1
54.5	25.2	24.2	23.6	22.7	22.1	21.3	20.5	20.0	19.3	18.9
56.8	26.3	25.2	24.6	23.6	23.0	22.2	21.4	20.9	20.1	19.7
59.1	27.3	26.3	25.6	24.6	24.0	23.1	22.2	21.7	20.9	20.4
61.4	28.4	27.3	26.6	25.6	24.9	24.0	23.1	22.6	21.8	21.2
63.6	29.4	28.3	27.5	26.5	25.8	24.8	23.9	23.4	22.5	22.0
65.9	30.5	29.3	28.5	27.4	26.7	25.7	24.8	24.2	23.3	22.8
68.2	31.6	30.3	29.5	28.4	27.7	26.6	25.7	25.1	24.2	23.6
70.5	32.6	31.3	30.5	29.3	28.6	27.5	26.5	25.9	25.0	24.4
72.7	33.6	32.3	31.5	30.3	29.5	28.4	27.4	26.7	25.8	25.2
75.0	34.7	33.3	32.5	31.2	30.4	29.3	28.2	27.5	26.6	26.0
77.3	35.8	34.4	33.5	32.2	31.4	30.2	29.1	28.4	27.4	26.7
79.5	36.8	35.3	34.4	33.1	32.3	31.1	29.9	29.2	28.2	27.5
81.8	37.9	36.4	35.4	34.0	33.2	32.0	30.8	30.0	29.0	28.3
84.1	38.9	37.4	36.4	35.0	34.1	32.9	31.7	30.9	29.8	29.1
86.4	40.0	38.4	37.4	36.0	35.1	33.8	32.5	31.7	30.6	29.9
88.6	41.0	39.4	38.3	36.9	35.9	34.6	33.3	32.5	31.4	30.7
90.9	42.1	40.4	39.3	37.8	36.9	35.5	34.2	33.4	32.2	31.5
93.2	43.1	41.4	40.3	38.8	37.8	36.4	35.1	34.2	33.0	32.2
95.5	44.2	42.4	41.3	39.8	38.7	37.3	35.9	35.1	33.8	33.0
97.7	45.2	43.4	42.3	40.7	39.6	38.2	36.8	35.9	34.6	33.8
100.0	46.3	44.4	43.3	41.6	40.6	39.1	37.6	36.7	35.4	34.6
102.3	47.3	45.5	44.3	42.6	41.5	40.0	38.5	37.6	36.2	35.4
104.5	48.4	46.4	45.2	43.5	42.4	40.8	39.3	38.4	37.0	36.2
106.8	49.4	47.5	46.2	44.5	43.3	41.7	40.2	39.2	37.8	37.0
109.1	50.5	48.5	47.2	45.4	44.3	42.6	41.1	40.1	38.7	37.8
111.4	51.6	49.5	48.2	46.4	45.2	43.5	41.9	40.9	39.5	38.5
113.6	52.6	50.5	49.2	47.3	46.1	44.4	42.8	41.7	40.2	39.3
115.9	53.6	51.5	50.2	48.2	47.0	45.3	43.6	42.6	41.1	40.1
118.2	54.7	52.5	51.2	49.2	48.0	46.2	44.5	43.4	41.9	40.9
120.5	55.8	53.6	52.2	50.2	48.9	47.1	45.4	44.3	42.7	41.7
122.7	56.8	54.5	53.1	51.1	49.8	47.9	46.2	45.1	43.5	42.5
125.0	57.8	55.6	54.1	52.0	50.7	48.8	47.0	45.9	44.3	43.3
127.3	58.9	56.6	55.1	53.0	51.6	49.7	47.9	46.8	45.1	44.0
129.5	59.9	57.6	56.1	53.9	52.5	50.6	48.7	47.6	45.9	44.8
131.8	61.0	58.6	57.0	54.9	53.5	51.5	49.6	48.4	46.7	45.6
134.1	62.1	59.6	58.0	55.8	54.4	52.4	50.5	49.3	47.5	46.4
136.4	63.1	60.6	59.0	56.8	55.3	53.3	51.3	50.1	48.3	47.2

図34　BMI 一覧表

身長(m) 体重(kg)	173	175	178	180	183	185	188	191	193
36.3	12.1	11.9	11.5	11.2	10.8	10.6	10.3	10.0	9.7
38.6	12.9	12.6	12.2	11.9	11.5	11.3	10.9	10.6	10.4
40.9	13.7	13.4	12.9	12.6	12.2	12.0	11.6	11.2	11.0
43.1	14.4	14.1	13.6	13.3	12.9	12.6	12.2	11.8	11.6
45.5	15.2	14.9	14.4	14.0	13.6	13.3	12.9	12.5	12.2
47.7	15.9	15.6	15.1	14.7	14.2	13.9	13.5	13.1	12.8
50.0	16.7	16.3	15.8	15.4	14.9	14.6	14.1	13.7	13.4
52.3	17.5	17.1	16.5	16.1	15.6	15.3	14.8	14.3	14.0
54.5	18.2	17.8	17.2	16.8	16.3	15.9	15.4	14.9	14.6
56.8	19.0	18.5	17.9	17.5	17.0	16.6	16.1	15.6	15.2
59.1	19.7	19.3	18.7	18.2	17.6	17.3	16.7	16.2	15.9
61.4	20.5	20.0	19.4	19.0	18.3	17.9	17.4	16.8	16.5
63.6	21.3	20.8	20.1	19.6	19.0	18.6	18.0	17.4	17.1
65.9	22.0	21.5	20.8	20.3	19.7	19.3	18.6	18.1	17.7
68.2	22.8	22.3	21.5	21.0	20.4	19.9	19.3	18.7	18.3
70.5	23.6	23.0	22.3	21.8	21.1	20.6	19.9	19.3	18.9
72.7	24.3	23.7	22.9	22.4	21.7	21.2	20.6	19.9	19.5
75.0	25.1	24.5	23.7	23.1	22.4	21.9	21.2	20.6	20.1
77.3	25.8	25.2	24.4	23.9	23.1	22.6	21.9	21.2	20.8
79.5	26.6	26.0	25.1	24.5	23.7	23.2	22.5	21.8	21.3
81.8	27.3	26.7	25.8	25.2	24.4	23.9	23.1	22.4	22.0
84.1	28.1	27.5	26.5	26.0	25.1	24.6	23.8	23.1	22.6
86.4	28.9	28.2	27.3	26.7	25.8	25.2	24.4	23.7	23.2
88.6	29.6	28.9	28.0	27.3	26.5	25.9	25.1	24.3	23.8
90.9	30.4	29.7	28.7	28.1	27.1	26.6	25.7	24.9	24.4
93.2	31.1	30.4	29.4	28.8	27.8	27.2	26.4	25.5	25.0
95.5	31.9	31.2	30.1	29.5	28.5	27.9	27.0	26.2	25.6
97.7	32.6	31.9	30.8	30.2	29.2	28.5	27.6	26.8	26.2
100.0	33.4	32.7	31.6	30.9	29.9	29.2	28.3	27.4	26.8
102.3	34.2	33.4	32.3	31.6	30.5	29.9	28.9	28.0	27.5
104.5	34.9	34.1	33.0	32.3	31.2	30.5	29.6	28.6	28.1
106.8	35.7	34.9	33.7	33.0	31.9	31.2	30.2	29.3	28.7
109.1	36.5	35.6	34.4	33.7	32.6	31.9	30.9	29.9	29.3
111.4	37.2	36.4	35.2	34.4	33.3	32.5	31.5	30.5	29.9
113.6	38.0	37.1	35.9	35.1	33.9	33.2	32.1	31.1	30.5
115.9	38.7	37.8	36.6	35.8	34.6	33.9	32.8	31.8	31.1
118.2	39.5	38.6	37.3	36.5	35.3	34.5	33.4	32.4	31.7
120.5	40.3	39.3	38.0	37.2	36.0	35.2	34.1	33.0	32.3
122.7	41.0	40.1	38.7	37.9	36.6	35.9	34.7	33.6	32.9
125.0	41.8	40.8	39.5	38.6	37.3	36.5	35.4	34.3	33.6
127.3	42.5	41.6	40.2	39.3	38.0	37.2	36.0	34.9	34.2
129.5	43.3	42.3	40.9	40.0	38.7	37.8	36.6	35.5	34.8
131.8	44.0	43.0	41.6	40.7	39.4	38.5	37.3	36.1	35.4
134.1	44.8	43.8	42.3	41.4	40.0	39.2	37.9	36.8	36.0
136.4	45.6	44.5	43.1	42.1	40.7	39.9	38.6	37.4	36.6

図 34　BMI 一覧表（続き）

付録Ⅲ

過体重の場合

　過食があるのに加えて過体重であることもあります（過体重：BMI が
25.0 以上の場合。付録Ⅱを参照）。過食と肥満の関係は複雑で，二つが絡み
合うことで悪化していきます（第6章を見てください）。過食のために肥満
が継続し，治療が難しくなります。一方で，厳しい食事制限による肥満治療
では，過食が悪化する可能性があ
ります。過食と過体重の両方があ
る場合，一般的に，まず，はじめ
に摂食障害に取り組むのがいちば
んでしょう。

> 過食と過体重の両方がある場合，一
> 般的に，まず，はじめに摂食障害に
> 取り組むのがいちばんでしょう。

　体重の問題に取り組む段階となったとき，まず最初に，内科医などの専門
家に，自分の健康状態や BMI，体重を落としたいと希望していることを話
してください。専門的な立場から体重を落とすことや，適切な目標のアドバ
イスがなされるでしょう。次に体重減少プログラムを見つけることです。残
念ながら，お勧めできないプログラムもあります。非現実的なことが要求さ
れたり，不健康な方法が取り入れられていたりします。どんなプログラムで
も参加する前によく調べることが必要です。専門家であれば，自分に合った
ものを勧めてくれるでしょう。

　どうやって進めていけばいいのか自信がない場合は，国立保健健康機構の
ウェブサイトが役に立つかもしれません（英語）。そこに「体重管理に関す
るネットワーク」（http://win.niddk.nih.gov）のページがあり，体重管理の
最新の情報が載っています。また，「**安全かつ成功率の高い体重制限のプロ
グラムを見つけよう**」，などの多数の有益なブックレットも掲載されていま

す（英語版）。

　プログラムを選ぶときに重要なのは，過食の問題が悪化しないよう，回復につながるようにすることです。プログラムを運営している人と，このことを話し合ってください。厳しい食事制限を促したり，特定の食べものを禁止するような体重制限のプログラムは避けてください。

厳しい食事制限を促したり，特定の食べものを禁止するような体重制限のプログラムは避けてください。

付録IV

ほかの問題に取り組む

　食事の問題とほかの問題が併発するのは珍しいことではありません。その内容は多岐にわたりますが，気分，自尊心，自己主張の問題，完璧主義傾向，人間関係や人生への不満などが主です。この付随の問題には何をすべきでしょうか。その問題の深刻さと，自分が置かれている状況で対応は異なってきます。その問題が心を占めていれば，状況を精査する意味でも，専門家のアドバイスを求めた方がいいでしょう。気分が下がり気味で，数週間続くようであれば特にそうした方がいいと思います。過食の問題と病気になるほどの気分の落ち込みが併存することは珍しくありません。専門家のアドバイスを求めても実用的でなければ，以下のセルフヘルププログラムを用いて問題に取り組んでみましょう。

セルフヘルプ推薦図書

　過食の問題と併存しやすい問題を克服するための方法が明快に書かれた優良な指導書が出版されています。以下に，問題を分けて，セルフヘルプのリストを載せています。知る限り入手可能な本と，信頼できる専門家の意見に基づいて選んでいます。ここに挙げられている以外でも優れた本はあるでしょうが，そうした本までも紹介すると，私の知っているものや，これまで推奨してきた本とは違ってきてしまいます。以下に載せている本は入手可能なもので，最新版となっています（英語版）。

概説

Butler, G., & Hope, T.（2007）. Managing your mind（第 2 版）. New York: Oxford University Press.

これから紹介する本とは異なり，本書は気分や人間関係，薬物使用，病気研究，決定づくりなどの幅広い問題をカバーしており，その幅広さが魅力です。自分に問題があるように感じていて，それをもっと学びたい，解決策を知りたいという場合には最初に参考にするのにいい本だと言えるでしょう。

自己主張の弱さ

Alberti, R., & Emmons, M.（2008）. Your perfect right. Atascadero, CA: Impact.（菅沼憲治・ジャレット純子訳（2009）自己主張トレーニング—アサーティブネス．東京図書）

本書はベストセラーです。自己主張が強すぎる場合も，弱すぎる場合も両方について面白く実際的な方法の取組みを紹介しています。この本を読んだほとんどの人は役に立つところを見つけられると思います。

完璧主義

Antony, M. M., & Swinson, R. P.（2008）. When perfect isn't good enough. Oakland, CA: New Harbinger.

長い時の淘汰を経ても生き残り，地位を確立してきた本です。二人の専門家によって執筆された本ですが，高すぎる基準を自分に課してしまう問題にどう取り組むかが書かれています。自分にそうした傾向（その他うなずけるところがある）があると疑っていれば，この本が合っています。

自尊心の低さ

Fennell, M.（2009）. Overcoming low self-esteem. London: Robinson.（曽田和子訳（2004）自信をもてないあなたへ—自分でできる認知行動療法．阪急コミュニケーションズ）

本書の著者は自尊心研究の専門家です。本書を読むことで，読者は自分の自尊心や，その由来について考えることができます。また，認知行動療法の

戦略と技法を用いて自己認識を変え，支える方法を紹介しています。

夫婦間の葛藤

Gottman, J., & Silver, N.（2007）. The seven principles for making marriage work. London: Orion.（松浦秀明訳（2007）結婚生活を成功させる七つの原則. 第三文明社）

　本書は私の信頼する同僚が勧めてくれたものです。ここでは，夫婦間の葛藤についてエビデンスに基づくガイドラインに沿って改善していく方法が示されています。特に，重要な人間関係の回復に重点が置かれています。

付録Ⅴ

知人，友人の方へ

　本書『過食は治る』は，第Ⅰ部で過食の実際や治療について紹介し，第Ⅱ部で効果的なセルフヘルププログラムを詳細に紹介しました。

　過食の問題を持つ家族や友人を心配してこの本を手に取られた場合は，第1章から第4章までがその問題について解説していると考えてください。さらに，過食の問題がからだに及ぼす影響を心配されるならば，第5章をお読みください。治療については第8章で述べられています。

　実際，家族，友人が過食の問題を持っていても，その問題について話し合ったことがないかもしれません。過食について話すか話さないかを決める権利は本人にあるので，そうしたことを話し合うのは難しいかもしれません。しかし，本人が過食についてちゃんとした知識を持つよう支えるのは意味のある行為です。したがって，本人にこの本を読むよう勧めるのが最初の一歩としてふさわしいと思われます。成功するかどうかは，本人の正確な状況を捉えること，あなたが自分の役割について謙虚かつ繊細に理解できているか，によって変わってきます。過食の問題は羞恥心や自責心がつきもので，それを人から「見つけられる」ことは大きなショックを引き起こすことも覚えておいてください。

　問題が明らかになれば，次の課題はどのように援助するかということになります。これは家族，友人が変わりたいと思っているかによります。態度のあいまいさが問題なら，第Ⅱ部の初章「なぜ変わろうと思うのか？」（p.121）を読むよう勧めてもいいかもしれません。変化したいという気持ちが固まっていれば，p.124 の治療法の紹介を一緒に見て，何が最善か考えてもよいでしょう。検討の結果，専門家の治療を受けることを決めれば，あなたの役割

はそれを促すということになるでしょう。期待できる専門家が見つかれば（方法については付録Ⅰを見てください），そのほかに，自分にできることがないかを探してみてください。ただし干渉しすぎないようにするのが肝要だということを強調しておきます。本人に対しての最大の気遣いは，周りにいて，必要なときは手を差し伸べられるようにしておく，ということなのです。

検討の結果，第Ⅱ部のセルフヘルププログラムに取り組むことになれば，そばにいて援助する役割を心がけましょう。第Ⅰ部を読んだ次に，第Ⅱ部を熟読して，プログラムの目的を理解すると役に立ちます。一方で，家族や友人をどう援助するかはあなた次第です。プログラムそれ自体が，本人の治療的役割を担っていることは忘れないでください。本人たちの辛い時期に，支えとなり助言する以上の役割はないですが，それを実際に行うのは容易ではありません。適切と言えない時期に本人の問題に踏みこみたくなったり，本人から援助を求められることもあるかもしれません。

家族や友人はときに落胆や絶望を感じているかもしれません。過食の問題は克服できないとあきらめているかもしれません。彼らがそうした気持ちをあなたに伝えてきたら，バランスのとれた見方で進み具合を振り返り，彼らが見落としがちな達成についても，拾い上げて彼らに伝えましょう。前に進んでいるサインをすべて指摘して，精いっぱい励ましてあげましょう。

あと1点，述べておかねばならないことがあります。プログラムが単純すぎると思われるかもしれませんが，そうではないのです。このプログラムは広範囲にわたって，そしてあらゆる問題のセルフヘルププログラムと比較してもその効果が実証されています（第8章をご覧ください）。プログラムを本人の前で貶めるようなことはせずに，不安は置いておいて，できる限り友人・家族をサポートしてあげましょう。

付録Ⅵ

治療者の方へ

　本書のセルフヘルププログラムでは，過食問題の治療者は，二つの役割のうち一つを担うことができます。プログラムに取り組んでいる人の支援をすることもできますし（ガイド付きセルフヘルプのこと。p.116 を見てください），プログラムに取り組んでいる間に，まったく別の治療を提供することもできます。後者の場合は，治療者がプログラムに関わることはほとんどないでしょう。しかし，そうであっても自分の治療法とぶつかり合わないように，プログラムについて習熟していただくのをお勧めします。

　米国などの広範かつ膨大な量の研究から，ガイド付きセルフヘルプが過食の問題の解決に効果の期待できる方法であることが実証されています。それは優れた第一歩となることを約束しています。通常の治療セッションを受け，かつプログラムに取り組んでいる人もそこに含まれています。セッションは30 分以下の短時間で，毎週でなくても構いませんが，プログラムと並行して始めるのがいいでしょう。プログラムに治療者役割が含まれているので，あなたの進める治療は従来とは違ってくるかもしれません。ガイド付きセルフヘルプでは，「ファシリテーター」に徹することになります。一番の仕事は患者の進展を見守り，励まし，困難なときはプログラムを通じて解決策を一緒に探すことです。それを可能にするために，プログラムに習熟していなければなりません。

　ガイド付きセルフヘルプにおける治療者の重要な役割の一つは，患者の動機づけを保たせることです。面接の最初にモニタリング記録を見直すのは，進展したところを見つけることができるため，目標にたどり着くための最善の方法と言えるでしょう。もう一つの役割は，患者がその人に合ったペース

でプログラムを進めていくのを支えるというものです。速く進みたがる人も いますし，ゆっくり進めようとする人もいます。「次に進むのか」の項を見 てもらえば，次の段階に進むふさわしいタイミングがわかると思います。も う一つの役割は，過食の問題を克服するというプログラムの目標に目を向け てもらい続けるよう支えることです。こうした役割を遂行しているあいだ， 治療者はいわばそばで支えることになりますが，そうした姿勢がなじまない 治療者もいるでしょう。ガイド付きセルフヘルプは「セルフヘルプ／自助」 であることを忘れないでください。過食の問題を抱える人は同時に，自分で 自分の問題に取り組み，自分の治療者でなければならないのです。

　本書が役に立つことはほかにもあります。本書の提供する情報やアドバイ スは確かなものなので，従来の治療アプローチを補完できる可能性があるの です。たとえば，薬物療法，認知行動療法やほかの心理療法の補助手段とし て用いることができます。入院治療でも使えます。

曜日　　　　　　　　　　日時

時間	食べたもの，飲んだもの	場所	＊	V/L	状況，コメント

モニタリング記録

V：嘔吐　　　L：下剤と錠数　　＊：過食

週	過食	嘔吐／下剤	変化の日	体重	出来事
1					
2					
3					
4					
5					
6					
7					
8					
9					
10					
11					
12					
13					
14					
15					
16					
17					
18					
19					
20					

サマリーシート

B：過食　　V：嘔吐　　L：下剤　　CDs（change days）「変化の日」　　Wt：体重

時間	チェックしたか，そのほか	場所	状況，考えたこと，感じたこと

ボディイメージの記録

監訳者あとがき

　本書は，神経性過食症に対する最もエビデンスを有する治療法，認知行動療法の強化版（enhanced cognitive behavior therapy, CBT-E）の当事者向けテキストである（Fairburn, 2008）。第Ⅰ部の摂食障害の基礎知識は，当事者向けではあるが，欧米の第一線の研究者たちの共通認識がコンパクトにまとめられており，専門家（精神科医，心療内科医，臨床心理士など）にとっても参考となる。翻訳であるので原版から逸脱できず，欧米の生活様式のままの部分もあるが，当事者の方々がそれを理解・応用することで，セルフヘルプとして利用可能である。ぜひ，取り組んでいただきたい。また，医師，臨床心理士，看護師，その他の専門職の人と共に，ガイド付きセルフヘルプとしても利用可能である。

　著者のクリストファー・フェアバーン（Christopher G. Fairburn）がオックスフォード版の神経性過食症向け認知行動療法（CBT-BN，旧バージョン）の有効性を報告したのは，今から40年も前の1981年である（Fairburn, 1981）。ラッセル（Gerald Russell, 1979）が神経性過食症（bulimia nervosa）という名称を初めて提唱したのが1979年で（囲み2, p.29参照），コスモポリタン誌を通じての調査が1980年（図6, p.42参照）であるから，いかに先見の明に優れ，時代をリードした研究であったかおわかりいただけると思う。

　その後，旧バージョンのオックスフォード版CBT-BNは，多施設ランダム化比較試験を経て，神経性過食症に対する最もエビデンスを有する治療法となった（Agras et al., 2000b）。しかし約半分の症例しか有効ではなく，第6セッションまでに排出行為が70％以上低下しない症例では，最後まで治療を続けてもその効果は限定的であった（Agras et al., 2000a）。パーソナリティ症の併存も大きく影響する。さらに，一度，過食嘔吐が停止しても，4カ月

以内に 44％が再発した（Halmi et al., 2002）。

　そこで，フェアバーンらは，神経性やせ症と神経性過食症との間を移行の多さに，診断にとらわれない超診断的な理論を提唱し，それに伴って新バージョンの CBT-E を創り出したのが本書である（Fairburn, 2008）。これは，摂食障害に直接関連する病理だけではなく，完全主義，中心的な自己評価の低さ，対人関係の困難（対人関係療法），感情不耐性（弁証法的行動療法）までを治療対象としたものである。感情不耐性は当初，選択モジュールであったが，その後には標準に取り入れられた（Fairburn, 2008）。現在，CBT が各国のガイドラインで神経性過食症への第一選択の治療法とされ（Hay et al., 2014 ; NICE, 2017 ; Yager et al., 2012），主に BMI が 15 以上を対象に神経性やせ症にも考慮される。

　本書の治療者用マニュアルの最初に，摂食障害はカードの家（トランプカードを立てて築いた家）であり，大黒柱となるカードを一枚抜けば，摂食障害という家はたちどころに崩れると説いている（Fairburn, 2008）。以前は，頑として食べないだけの修道女のような方々（神経性やせ症・摂食制限型）ばかりで，ちょっとやそっとでは動かすことができなかった。それが現在，多様化が進んでいる。本書にも書かれているが，摂食障害が欧米だけに限られ，文化結合症候群とされたのは過去の話となった。現在「年代，性的志向，人種，地域に関わらず罹りうる」が（Treasure et al., 2020），10 年前の同じ著者の論文には「中国やブラジルに広がり始めた」と書かれていた（Treasure et al., 2010）。たった 10 年で摂食障害の精神病理は大きく変化しており，10 年前に書かれたことは，もはや古くなってしまった。だからこそ，大黒柱となる病理を動かせば，たちどころに良くなる場合もあるようになった一方で，多くの治療難民の彷徨が続いているのも確かである。

　それは，摂食障害ほど診断が簡単であるのに，診立てが困難なものはないことにある。体重や自己誘発性嘔吐など，余りにも特徴的で間違えようのない臨床症状があり，神経性やせ症や神経性過食症の診断は素人にも可能である。ところが，治療が困難な背景には診立ての難しさがある。以前からの併存症の多さが指摘されてきたが，その領域は拡大する一方で，気分症，不安症，嗜癖，解離症，パーソナリティ症のみならず，神経発達症，さらには

アタッチメントの障害まで，診立てには精神医学のほぼすべての領域をカバーする知識が必要とされる（永田，2020）。治療ガイドラインには併存症に注意するようにと書かれるが，その併存症は摂食障害の領域から外れるため詳しく書かれることはない。現実には摂食障害より「生きづらさ」の方に治療資源を投入すべきことが多いのに，見過ごされている。当事者にとって「生きづらさ」を支える「杖」である摂食障害を手放すわけにはいかないことも理解できる。その状況を変え，乗り越えるには，正確に診立て，「生きづらさ」自体の治療が必要となる（永田，2020）。

　CBT-Eに立ち戻ると，CBT-Eの対人関係の困難は対人関係療法（Mufson, 2004 ; Fairburn, 1997），感情不耐性は弁証法的行動療法（Koerner, 2012 ; Linehan, 1993）の要素を取り入れたものであり，認知行動療法の枠を超えたものになっている。本書の著者，フェアバーン自身が神経性過食症に向けアレンジした対人関係療法のマニュアルも作成しており（Fairburn, 1997），多施設ランダム化比較試験で使用されている（Agras, 2000b）。反対にいうと，一人の治療者が認知行動療法と対人関係療法，さらには弁証法的行動療法をも担い得ることを意味している。さらにパーソナリティ症の治療における精神分析的精神療法の観点は外せないし，神経発達症も診られることが必要となる。最近，嗜癖やうつ病は孤独の病であるとの意見が強まっているが（Hari, 2015/2018），その場合，アタッチメントの障害として治療することの重要性が指摘されている（Flores, 2004）。このことは，当事者・治療者にとって別々のことを意味する。当事者にとってガイドラインが推奨する第一選択とされる治療，それが本書の紹介するCBT-Eであり，それをまず試してみることが強く推奨されるが，それが奏功しなくとも，第二，第三選択となる治療法があることを知って欲しい。一方，治療側は，第一選択の治療法であるCBT-Eを習得することは必須であるが，摂食障害の精神病理の変化についていくには，CBT-E以外の治療法，対人関係療法，弁証法的行動療法のみならず精神分析的精神療法，さらにはアタッチメントの障害や神経発達症に対する治療をも視野に腕を磨くことが，必須と知って欲しい。

　あらゆる意味において本書は第一歩であるし，治療者の方は第二歩，第三歩と進めていってもらいたい。

文　献

Agras, W. S., et al. (2000a). Outcome predictors for the cognitive behavior treatment of bulimia nervosa: Data from a multisite study. Am J Psychiatry, 157(8), 1302-1308.

Agras, W. S., et al. (2000b). A multicenter comparison of cognitive-behavioral therapy and interpersonal psychotherapy for bulimia nervosa. Arch Gen Psychiatry, 57(5), 459-466.

Fairburn, C. G. (1981). A cognitive behavioural approach to the treatment of bulimia. Psychol Med, 11(4), 707-711.

Fairburn, C. G. (1997). Interpersonal therapy for bulimia nervosa. In D. M. Garner & P. E. Garfinkel(Eds.), Handbook of Treatment for Eating Disorders. New York, Guilford Press. (小牧元監訳（2004）摂食障害治療ハンドブック. 金剛出版)

Fairburn, C. G. (2008). Cognitive Behavior Therapy and Eating Disorders. New York, Guilford Press.（切池信夫監訳（2010）摂食障害の認知行動療法. 医学書院)

Flores, P. J. (2004). Addiction as an Attachment Disorder. Lanham, Jason Aronson.（小林桜児他訳（2019）愛着障害としてのアディクション. 日本評論社)

Halmi, K. A., et al. (2002). Relapse predictors of patients with bulimia nervosa who achieved abstinence through cognitive behavioral therapy. Arch Gen Psychiatry, 59(12), 1105-1109.

Hari, J. (2015). Chasing the Scream: The First and Last Days of the War on Drugs. New York, Bloomsbury.（福井昌子訳（2021）麻薬と人間—100年の物語. 作品社)

Hari, J. (2018). Lost Connections: Uncovering the real causes of depression—and the unexpected solutions. New York, Bloomsbury.

Hay, P., et al. (2014). Royal Australian and New Zealand college of psychiatrists clinical practice guidelines for the treatment of eating disorders. Aust N Z J Psychiatry, 48(11), 977-1008.

Koerner, K. (2012). Doing Dialectical Behavior Therapy: A practical guide. New York, Guilford Press.

Linehan, M. M. (1993). Cognitive-Behavioral Treatment of Borderline Personality Disorder. New York, Guilford Press.（大野裕監訳，岩坂彰他訳（2007）境界性パーソナリティ障害の弁証法的行動療法—DBTによるBPDの治療. 誠信書房)

Mufson, L., et al.(2004). Interpersonal Psychotherapy for Depressed Adolescents. New York, The Guilford Press.（永田利彦監訳，鈴木太訳（2016）思春期うつ病の対人関係療法. 創元社)

永田利彦（2020）生きづらさを超える（エピローグ）. こころの科学, 209, 98-103.

NICE (2017). Eating Disorders: Recognition and treatment ; NICE guideline [NG69]. London, National Institute for Health and Care Excellence.

Russell, G. (1979). Bulimia nervosa: An ominous variant of anorexia nervosa. Psychol Med, 9(3), 429-448.

Treasure, J., et al. (2010). Eating disorders. Lancet, 375(9714), 583-593.

Treasure, J., et al. (2020). Eating disorders. Lancet, 395(10227), 899-911.

Yager, J., et al. (2012). Guideline Watch: Treatment of patients with eating disorders, 3rd edition. American Psychiatric Association.

文　献

数多くの摂食障害の本がありますが，専門家にとって基本となるのは次の本です。

Agras, W. S. (Ed.). (2010). *The Oxford Handbook of Eating Disorders*. New York: Oxford University Press.

Fairburn, C. G. (2008). *Cognitive Behavior Therapy and Eating Disorders*. New York: Guilford Press.

Grilo, C. M. (2006). *Eating and Weight Disorders*. New York: Psychology Press.

Grilo, C. M., & Mitchell, J. E. (Eds.). (2010). *The Treatment of Eating Disorders* : A clinical handbook. New York: Guilford Press.

Le Grange, D., & Lock, J. (Eds.). (2011). *Eating Disorders in Children and Adolescents*. New York: Guilford Press.

本書をどのように使うかについて

Fairburn, C. G., Cooper, Z., & Shafran, R. (2003). Cognitive behaviour therapy for eating disorders: A "transdiagnostic" theory and treatment. *Behaviour Research and Therapy*, 41(5), 509-528.

Fairburn, C. G., Cooper, Z., Doll, H. A., O'Connor, M. E., Bohn, K., Hawker, D. M., et al. (2009). Transdiagnostic cognitive behavioral therapy for patients with eating disorders: A two-site trial with 60-week follow-up. *American Journal of Psychiatry*, 166(3), 311-319.

Wilson, G. T., & Zandberg, L. J. (2012). Cognitive-behavioral guided self-help for eating disorders: Effectiveness and scalability. *Clinical Psychology Review*, 32(4), 343-357.

ランダム化比較試験結果について

Carter, J. C., & Fairburn, C. G. (1998). Cognitive-behavioral self-help for binge eating disorder: A controlled effectiveness study. *Journal of Consulting and Clinical Psychology*, 66(4), 616-623.

DeBar, L.L., Striegel-Moore, R.H., Wilson, G. T., Perrin, N., Yarborough, B. J., Dickerson, J., et al. (2011). Guided self-help treatment for recurrent binge eating: Replication and extension. *Psychiatric Services*, 62(4), 367-373.

Dunn, E. C., Neighbors, C., & Larimer, M. E. (2006). Motivational enhancement therapy and self-help treatment for binge eaters. *Psychology of Addictive Behaviors*, 20(1), 44-52.

Ghaderi, A. (2006). Attrition and outcome in self-help treatment for bulimia nervosa and binge eating disorder: A constructive replication. *Eating Behaviors*, 7(4), 300-308.

Ghaderi, A., & Scott, B. (2003). Pure and guided self-help for full and subthreshold bulimia nervosa and binge eating disorder. *British Journal of Clinical Psychology*, 42(3), 257-269.

Grilo, C. M., & Masheb, R. M. (2005). A randomized controlled comparison of guided self-help, cognitive behavioral therapy and behavioral weight loss for binge eating disorder. *Behaviour Research and Therapy*, 43(11), 1509-1525.

Grilo, C. M., Masheb, R. M., & Salant, S. L. (2005). Cognitive behavioral therapy guided self-help and orlistat for the treatment of binge eating disorder: A randomized, double-blind, placebo-controlled trial. *Biological Psychiatry*, 57(10), 1193-1201.

Ljotsson, B., Lundin, C., Mitsell, K., Carlbring, P., Ramklint, M., & Gha-deri, A. (2007). Remote treatment of bulimia nervosa and binge eating disorder: A randomized trial of Internet-assisted cognitive behavioral therapy. *Behaviour Research and Therapy*, 45(4), 649-661.

Loeb, K. L., Wilson, G. T., Gilbert, J. S., & Labouvie, E. (2000). Guided and unguided self-help for binge eating. *Behaviour Research and Therapy*, 30(3), 259-272.

Mitchell, J. E., Agras, S., Crow, S., Halmi, K., Fairburn, C. G., Bryson, S., et al. (2011). Stepped care and cognitive behavioral therapy for bulimia nervosa: Randomised trial. *British Journal of Psychiatry*, 198(5), 391-397.

Palmer, R. L., Birchall, H., McGrain, L., & Sullivan, V. (2002). Self-help for bulimic disorders: A randomized controlled trial comparing minimal guidance with face-to-face or telephone guidance. *British Journal of Psychiatry*, 181, 230-235.

Ramklint, M., Jeansson, M., Holmgren, S., & Ghaderi, A. (2012). Guided self-help as the first step for bulimic symptoms: Implementation of a stepped-care model within specialized psychiatry. *International Journal of Eating Disorders*, 45(1), 70-78.

Striegel-Moore, R. H., Wilson, G. T., DeBar, L., Perrin, N., Lynch, F., Rosselli, F., et al. (2010). Cognitive behavioral guided self-help for the treatment of recurrent binge eating. *Journal of Consulting and Clinical Psychology*, 78(3), 312-321.

Walsh, B. T., Fairburn, C. G., Mickley, D., Sysko, R., & Parides, M. K. (2004). Treatment of bulimia nervosa in a primary care setting. *American Journal of Psychiatry*, 161(3), 556-561.

Wilson, G. T., Wilfley, D. E., Agras, W. S., & Bryson, S. W. (2010). Psychological treatments for binge eating disorder. *Archives of General Psychiatry*, 67(1), 94-101.

第 I 部

第 1 章

Fairburn, C. G. (2008). Eating disorders : The transdiagnostic view and the cognitive behavioral theory. In C. G. Fairburn, *Cognitive Behavior Therapy and Eating Disorders*. New York: Guilford Press.

Walsh, B. T. (2011). The importance of eating behavior in eating disorders. *Physiology and Behavior*, 104(4), 525-529.

第 2 章

American Psychiatric Association. (2013). *Diagnostic and Statistical Manual of Mental Disorders* (.fth edition). Arlington, VA: American Psychiatric Association.

Gordon, K. H., Holm-Denoma, J. M., Crosby, R. D., & Wonderlich, S. A. (2010). The classi.cation of eating disorders. In W. S. Agras (Ed.), *The Oxford Handbook of Eating Disorders*.

New York: Oxford University Press.

Vander Wal, J. S. (2012). Night eating syndrome: A critical review of the literature. *Clinical Psychology Review*, 32(1), 49-59.

Wonderlich, S. A., Gordon, K. H., Mitchell, J. E., Crosby, R. D., & Engel, S. G. (2009). The validity and clinical utility of binge eating disorder. *International Journal of Eating Disorders*, 42(8), 687-705.

第 3 章

Keel, P. K. (2010). Epidemiology and course of eating disorders. In W. S. Agras (Ed.), *The Oxford Handbook of Eating Disorders*. New York: Oxford University Press.

Levine, M. P., & Smolak, L. (2010). Cultural influences on body image and the eating disorders. In W. S. Agras (Ed.), *The Oxford Handbook of Eating Disorders*. New York: Oxford University Press.

Norris, M. L., Bondy, S. J., & Pinhas, L. (2011). Epidemiology of eating disorders in children and adolescents. In D. Le Grange & J. Lock (Eds.), *Eating Disorders in Children and Adolescents*. New York: Guilford Press.

Woodside, D. B., Garfinkel, P. E., Lin, E., Goering, P., Kaplan, A. S., Goldbloom, D. S., et al. (2001). Comparisons of men with full or partial eating disorders, men without eating disorders, and women with eating disorders in the community. *American Journal of Psychiatry*, 158(4), 570-574.

第 4 章

Fairburn, C. G. (2008). The transdiagnostic view and the cognitive behavioral theory. In C. G. Fairburn, *Cognitive Behavior Therapy and Eating Disorders*. New York: Guilford Press.

Hart, S., Abraham, S., Franklin, R. C., & Russell, J. (2011). The reasons why eating disorder patients drink. *European Eating Disorder Review*, 19(2), 121-128.

Jenkins, P. E., Hoste, R. R., Meyer, C., & Blissett, J. M. (2011). Eating disorders and quality of life: A review of the literature. *Clinical Psychology Review*, 31(1), 113-121.

Masheb, R. M., Grilo, C. M., & White, M. A. (2011). An examination of eating patterns in community women with bulimia nervosa and binge eating disorder. *International Journal of Eating Disorders*, 44(7), 616-624.

第 5 章

Bessesen, D. H. (2011). Regulation of body weight: What is the regulated parameter? *Physiology and Behavior*, 104(4), 599-607.

Mehler, P. S., Birmingham, C. L., Crow, S. J., & Jahraus, J. P. (2010). Medical complications of eating disorders. In C. M. Grilo & J. E. Mitchell (Eds.), *The Treatment of Eating Disorders* : A clinical handbook. New York: Guilford Press.

Painter, R. C., Roseboom, T. J., & Bleker, O. P. (2005). Prenatal exposure to the Dutch famine and disease in later life: An overview. *Reproductive Toxicology*, 20(3), 345-352.

Pond, C. M. (1998). *The Fats of Life*. Cambridge, U.K.: Cambridge University Press.

Ravelli, A. C., van der Meulen, J. H. P., Osmond, C., Barker, D. J. P., & Bleker, O. P. (1999). Obesity at the age of 50 in men and women exposed to famine prenatally. *American Journal of Clinical Nutrition*, 70(5), 811-816.

Roberto, C.A., Mayer, L. E., Brickman, A. M., Barnes, A., Muraskin, J., Yeung, L. K., et al. (2011). Brain tissue volume changes following weight gain in adults with anorexia nervosa. *International Journal of Eating Disorders*, 44(5), 406-411.

Roseboom, T. J., van der Meulen, J. H. P., Osmond, C., Barker, D. J., Ravelli, A. C., Schroeder-Tanka, J. M., et al. (2000). Coronary heart disease after prenatal exposure to the Dutch famine, 1944.45. *Heart*, 84(6), 595-598.

第6章

Bettle, N., Bettle, O., Neumärker, U., & Neumärker, K.-J. (1998). Adolescent ballet school students: Their quest for body weight change. *Psychopathology*, 31(3), 153-159.

Clarke, T. K., Weiss, A. R. D., & Berrettini, W. H. (2012). The genetics of anorexia nervosa. *Clinical Pharmacology and Therapeutics*, 91(2), 181-188.

Jacobi, C., & Fittig, E. (2010). Psychosocial risk factors for eating disorders. In W. S. Agras (Ed.), *The Oxford Handbook of Eating Disorders*. New York: Oxford University Press.

Levine, M. P., & Smolak, L. (2010). Cultural influences on body image and the eating disorders. In W. S. Agras (Ed.), *The Oxford Handbook of Eating Disorders*. New York: Oxford University Press.

Racine, S. E., Root, T. L., Klump, K. L., & Bulik, C. M. (2011). Environmental and genetic risk factors for eating disorders: A developmental perspective. In D. Le Grange & J. Lock (Eds.), *Eating Disorders in Children and Adolescents*. New York: Guilford Press.

Ringham, R., Klump, K., Kaye, W., Stone, D., Libman, S., Stowe, S., et al. (2006). Eating disorder symptomatology among ballet dancers. *International Journal of Eating Disorders*, 39(6), 503-508.

Wade, T. D. (2010). Genetic influences on eating and eating disorders. In W. S. Agras (Ed.), *The Oxford Handbook of Eating Disorders*. New York: Oxford University Press.

第7章

Wilson, G. T. (2010). Eating disorders, obesity and addiction. *European Eating Disorders Review*, 18(5), 341-351.

Ziauddeen, H., Farooqi, I. S., & Fletcher, P. C. (2012). Obesity and the brain: How convincing is the addiction model? *Nature Reviews: Neuroscience*, 13(2), 279-286.

第8章

Fairburn, C. G. (2008). *Cognitive Behavior Therapy and Eating Disorders*. New York: Guilford Press.

Hay, P. J., & Claudino, A. de M. (2010). Evidence-based treatment for the eating disorders. In W. S. Agras (Ed.), *The Oxford Handbook of Eating Disorders*. New York: Oxford University Press.

Ramklint, M., Jeansson, M., Holmgren, S., & Ghaderi, A. (2012). Guided self-help as the first step for bulimic symptoms: Implementation of a stepped-care model within specialized psychiatry. *International Journal of Eating Disorders*, 45(1), 70-78.

Striegel-Moore, R. H., Wilson, G. T., DeBar, L., Perrin, N., Lynch, F., Rosselli, F., et al. (2010). Cognitive behavioral guided self-help for the treatment of recurrent binge eating. *Journal of Consulting and Clinical Psychology*, 78(3), 312-321.

Wilson, G. T., & Zandberg, L. J. (2012). Cognitive-behavioral guided self-help for eating disorders: Effectiveness and scalability. *Clinical Psychol-ogy Review*, 32(4), 343-357.

索　　引

監訳者略歴

永田利彦（ながた　としひこ）

大阪府生まれ。

1985 年大阪市立大学医学部卒。1990 年同大学院医学研究科修了。

大阪市立大学助手，講師，大学院医学研究科准教授（神経精神医学）を経て，2013 年に壱燈会，なんば・ながたメンタルクリニックを開設。医学博士。

ピッツバーグ大学メディカルセンター WPIC 摂食障害専門病棟で客員准教授として診療，研究に従事。

日本摂食障害学会理事長，日本うつ病学会評議員・気分障害の治療ガイドライン作成委員会など。

編集に日本摂食障害学会監修／「摂食障害治療ガイドライン」作成委員会編『摂食障害治療ガイドライン』（2012, 医学書院）ほか。

著書に『Social Phobia：Etiology, Diagnosis and Treatment』（共著，2009），『Social Anxiety Disorder』（共著, 2004），『ダイエットをしたら太ります。―最新医学データが示す不都合な真実』（2021, 光文社新書）ほか。

監訳にトーマス・マーラ著『うつと不安のマインドフルネス・セルフヘルプブック―人生を積極的に生きるための DBT（弁証法的行動療法）入門』（2011, 明石書店），ローラ・マフソン他著『思春期うつ病の対人関係療法』（2016, 創元社）ほか。

訳者略歴

藤本麻起子（ふじもと　まきこ）

2005 年京都大学大学院教育学研究科博士後期課程研究指導認定。

甲子園大学人文学部助教，聖泉大学人間学部講師，准教授を経て，現在滋賀大学障がい学生支援室特任准教授。

博士（教育学），臨床心理士，公認心理師。

江城　望（えしろ　のぞみ）

2014 年京都大学大学院教育学研究科博士後期課程研究指導認定退学。

現在立命館大学学生サポートルーム，なんば・ながたメンタルクリニック。

臨床心理士，公認心理師。

著書に松木邦裕監修『心理療法における終結と中断』（共著，2016, 創元社）。

訳書にゲリー・L. ランドレス著，山中康裕監訳『新版　プレイセラピー』（2014, 日本評論社），マーガレット・ラスティン他著，松木邦裕監訳『リーディング・クライン』（2021, 金剛出版）（いずれも共訳）。

過食は治る

過食症の成り立ちの理解と克服プログラム

2021 年 11 月 10 日　発行
2023 年 9 月 10 日　2 刷

著　者　クリストファー G. フェアバーン
監訳者　永田利彦
訳　者　藤本麻起子・江城　望
発行者　立石　正信
発行所　株式会社金剛出版
　　　　〒 112-0005　東京都文京区水道 1-5-16
　　　　電話 03-3815-6661　振替 00120-6-34848

装釘　臼井新太郎
装画　井口かおり
印刷・製本　音羽印刷

ISBN978-4-7724-1859-1　C3011　　　　　　　©2021 Printed in Japan

神経性やせ症治療マニュアル 第2版
家族をベースとする治療

[著]=ジェームズ・ロック ダニエル・グランジ
[監訳]=永田利彦

●A5判 ●並製 ●324頁 ●定価 **4,620** 円
● ISBN978-4-7724-1858-4 C3011

治療を進める上で患者家族の協力は不可欠である。
治療アプローチの詳細と合わせて
その都度の過程における家族の関わり方を詳述していく。
摂食障害患者に対する治療者向けマニュアル。

こどもの摂食障害
エビデンスにもとづくアプローチ

[著]=稲沼邦夫

●A5判 ●並製 ●156頁 ●定価 **3,080** 円
● ISBN978-4-7724-1737-2 C3011

長年の経験から得られた臨床的事実と，
エビデンスから導き出される
具体的な治療アプローチや
精神病理についての考察を述べる。

モーズレイ摂食障害支援マニュアル
当事者と家族をささえるコラボレーション・ケア

[編]=ジャネット・トレジャー ウルリケ・シュミット パム・マクドナルド
[訳]=中里道子 友竹正人

●A5判 ●上製 ●380頁 ●定価 **5,940** 円
● ISBN978-4-7724-1366-4 C3047

家族と患者の共同治療参加による
5ステージの変化を目指す，
CRAFTと動機付け面接を駆使した
摂食障害治療マニュアル。

価格は10%税込です。

過食症サバイバルキット
ひと口ずつ，少しずつよくなろう

[著]=ウルリケ・シュミット ジャネット・トレジャー
[訳]=友竹正人 中里道子 吉岡美佐緒

●A5判 ●並製 ●188頁 ●定価 **3,520** 円
● ISBN978-4-7724-0953-7 C3047

動機づけ面接の技術をベースにして，
多くの患者の体験談を挿入し，
認知行動療法によるアプローチについて
わかりやすく解説する。

肥満の認知行動療法
臨床家のための実践ガイド

[著]=ザフラ・クーパー クリストファ・G・フェアバーン デボラ・M・ホーカー
[監訳]=小牧 元

●A5判 ●並製 ●310頁 ●定価 **4,840** 円
● ISBN978-4-7724-0934-3 C3047

「肥満治療成功は，至難の技」と言わしめる
「リバウンドの問題」の心理的プロセスを明らかにし，
肥満治療の切り札となる
その治療プログラムを詳述する。

摂食障害の精神分析的アプローチ
オンデマンド版
病理の理解と心理療法の実際

[編]=松木邦裕 鈴木智美

●A5判 ●並製 ●196頁 ●定価 **4,180** 円
● ISBN978-4-7724-9047-4 C3011

患者一人ひとりの実態を治療的に分析し，見立て，
それに即した治療を進めてゆく編者らによる
本格的な摂食障害のための臨床書。

価格は10%税込です。

摂食障害治療ハンドブック

[編]＝D・M・ガーナー　P・E・ガーフィンケル
[監訳]＝小牧 元

●B5判 ●上製 ●550頁 ●定価 **13,200** 円
● ISBN978-4-7724-0809-6 C3047

摂食障害の歴史的概念からアセスメント，臨床知見，
治療技法の進め方やセルフヘルプまで，
摂食障害に関するすべての項目が網羅された，
現場で真に役立つハンドブック。

摂食障害を治療する
「ランチセッション」の活用

[著]＝松林 直

●四六判 ●上製 ●206頁 ●定価 **2,640** 円
● ISBN978-4-7724-0631-4 C3011

サルバドール・ミニューチンが
摂食障害の家族療法において用いた
「ランチセッション」を臨床にとり入れ
病気で苦しむ本人と家族をともに援助する。

摂食障害の「解決」に向かって
ソリューション・フォーカスト・ブリーフセラピーによる治療の実際

[著]＝B・マクファーランド
[監訳]＝児島達美

●A5判 ●上製 ●260頁 ●定価 **4,180** 円
● ISBN978-4-7724-0604-8 C3011

ブリーフセラピーは何よりも
クライエントのもっている強さと柔軟性に
徹底して焦点をあてることにより，
治療を短期かつ効果的に行うことを可能にする。

価格は10%税込です。